BEITRÄGE

ZUR

HYGIENE.

VON

DR. MED. C. FLÜGGE,

PRIVATDOCENT AN DER UNIVERSITÄT BERLIN.

MIT ZWEI HOLZSCHNITTEN IM TEXT UND FÜNF TAFELN.

INHALT:

LEIPZIG,

VERLAG VON VEIT & COMP.

1879.

Druck von Metzger & Wittig in Leipzig.

SEINEM VATER

DEM DR. MED. MAX FLÜGGE

IN HANNOVER

IN LIEBE UND VEREHRUNG

DER VERFASSER.

Vorrede.

Die im Folgenden mitgetheilten Arbeiten entfernen sich in gewisser Beziehung so weit von der Richtung, welche die moderne öffentliche Gesundheitspflege eingeschlagen hat, dass für Manchen vielleicht die Berechtigung zweifelhaft sein wird, mit der ich dieselben als „Beiträge zur Hygiene“ bezeichne. —

Diese Berechtigung ergiebt sich aber unmittelbar, sobald eine Definition des Inhalts der „Hygiene“ klar gelegt hat, womit sich dieselbe beschäftigt, und wie die Grenzen liegen, durch welche sie sich von anderen Disciplinen scheidet.

Schon die Entwicklungsanfänge der jetzigen Hygiene bezeichnen deutlich das Object ihres Studiums. Der Versuch, in der äusseren Umgebung des Menschen eine Erklärung für die örtliche und zeitliche Disposition zu Infectionskrankheiten zu finden, deckte das grosse Gebiet der hygienischen Forschung auf, das noch heute fast unberührt daliegt, und zweifellos eine Fülle interessanter Aufschlüsse und praktisch wichtiger Befunde in sich birgt. — Dieses Gebiet ist eben die gesammte Umgebung des Menschen, soweit sie gewohnheitsmässig zu seinen Lebensäusserungen in Beziehung tritt.

Physiologie und Pathologie, die sich mit dem Studium der regelmässigen und abnormen Erscheinungen und Vorgänge im Körper beschäftigen, werden allerdings häufig die Einwirkung der äusseren umgebenden Medien auf den Organismus berücksichtigen müssen.

Aber im physiologischen Experiment handelt es sich mehr um ein Construiren derjenigen äusseren Verhältnisse, die am raschesten die Gesetzmässigkeit der zu enträthselnden thierischen Function aufzuklären verspricht, als um die Untersuchung jener Verhältnisse, in denen thatsächlich der Mensch lebt und um die Feststellung der hier vorkommenden Schwankungen.

Den Pathologen führt die Untersuchung von Störungen in den körperlichen Functionen häufig bis zu den äusseren Ursachen dieser Störung; aber er verfolgt dieselben nur von dem Augenblick an, wo sie mit dem Körper in Berührung kommen und auf ihn einwirken; die weitere Genese der äusseren Ursachen, die Erforschung ihrer Entstehung, Entwicklung, Verbreitung und Vernichtung, fällt nicht mehr in den Bereich der Pathologie.

Der Grund, warum diese Disciplinen den äusseren Lebensbedingungen nicht ihre volle Aufmerksamkeit zuwenden können, liegt zu einem wesentlichen Theile darin, dass für ein derartiges Studium plötzlich ganz andere Untersuchungsweisen erforderlich sind, die mannigfache Kenntnisse auf anderen Gebieten voraussetzen und deren Methoden fernliegenden Fächern entnommen sind.

Allerdings braucht man in solcher Eigenartigkeit der Behandlungsweise immerhin noch nicht einen zureichenden Grund zu finden für die Aufstellung einer Special-Disciplin; sondern es könnte den verschiedenen die Umgebung des Menschen analysirenden Wissenschaften, der Geognosie, der Meteorologie, der Botanik etc. auch diese Forschung überlassen werden.

Aber es ist leicht einzusehen, dass das unmöglich ist. Bei der unbegrenzten Mannigfaltigkeit der zu untersuchenden Naturobjecte ist nicht daran zu denken, dass zunächst gerade die Verhältnisse vorzugsweise Berücksichtigung erfahren werden, deren Aufklärung unser ganz besonderes Interesse in Anspruch nehmen muss. — Es kommt hier auf Untersuchungen nach bestimmten leitenden Gesichtspunkten an; nur diese können ein nutzbringendes Arbeiten ermöglichen. Es thut nichts zur Sache, ob die Vertreter anderer Fächer Theorie und Methode ihres Gebietes in besonderes hohem Grade beherrschen — das Fehlen der leitenden hygienischen Gesichtspunkte, die nur durch die Gesammtheit des medicinischen Wissens gegeben werden können, wird doch immer nur zufällige und leicht missdeutete Befunde ermöglichen, an Stelle fruchtbringender Resultate.

In jener scharfen Abgrenzung des Forschungsgebietes und in dem Erforderniss eigenartiger Untersuchungsweisen liegt die Berechtigung der

Hygiene, als besondere wissenschaftliche Disciplin aufzutreten. Ihre Aufgabe im weitesten Sinne definirt sich dann als das Studium derjenigen Zustände und Vorgänge in unserer Umgebung, welche den Ablauf der körperlichen Functionen in einer gewissen Ausdehnung und Häufigkeit beeinflussen.

Wie jede andere naturwissenschaftliche Disciplin wird aber die Hygiene ihre Aufgabe nur lösen können, wenn auch sie nach inductiver Methode verfährt; gewinnt sie ihre Resultate durch oberflächlich-empirische Beobachtung; lässt sie sich von praktischen Tendenzen leiten; versucht sie sich nur an Tagesfragen, so liegt die Gefahr vor, dass Speculationen an Stelle des objectiven Studiums treten und dass in dem Uebereifer der praktischen Bestrebungen mit kühner Hypothese alle ungelösten Probleme überbrückt werden.

Die Hygiene hat vielmehr einfach nach bestimmten grossen Gesichtspunkten, die sich aus der Physiologie und Pathologie ergeben, die Umgebung des Menschen zu untersuchen, ohne aber von jedem Befund directe praktische Verwerthbarkeit zu erwarten. —

In den letzten Jahren haben sich zwei divergirende Richtungen herausgebildet, die beide unter dem Titel der Hygiene ganz verschiedene Zwecke verfolgen.

Die Einen wollen eine möglichst rasche Besserung mancher in unserer Umgebung befindlicher, lästig empfundener Einflüsse. In dem Bewusstsein des nützlichen Zweckes sind sie dabei oft wenig wählerisch in der Heranziehung von Motiven und sammeln ihr Beweismaterial ohne allzu strenge Kritik.

Die Anderen wollen jenen praktischen Bedürfnissen keine Rechnung tragen, sondern vor allem bei der Untersuchung nach exacten Methoden verfahren und dadurch hygienische Fragen zu einer wirklich wissenschaftlichen Lösung bringen.

Zwischen Beiden hat sich der Conflict neuerdings bedeutend zugespitzt; die Ersteren blicken mit Stolz auf die Schöpfungen der modernen öffentlichen Gesundheitspflege und können selbstverständlich nicht nachträglich deren Berechtigung in Zweifel ziehen; ebensowenig wollen die Anderen den wissenschaftlichen Charakter der Hygiene preisgeben.

Man gewinnt indess leicht den Eindruck, als ob Beide in ihren Forderungen zu weit gehen. Die Vorkämpfer der öffentlichen Gesundheitspflege sind mit ihren Bestrebungen zweifellos im Recht; nur dürfen sie sich und andere nicht über ihre wahren Motive täuschen wollen. —

Meist besteht neben den besonders hervorgehobenen hygienischen Motiven noch eine Reihe solcher, die an und für sich höchst bedeutsam, und häufig allein im Stande sind, eingreifende Maassregeln zu rechtfertigen. So wird in einer gewissen Culturepoche selbst die gesundeste Stadt die sanitären Reformen, wie Canalisation, Wasserleitung etc. einführen, einfach weil diese Einrichtungen den Grundsätzen richtiger Arbeitsersparniss, den Anforderungen einer fortschreitenden Cultur und einem gewissen ästhetischen Bedürfniss entsprechen; weil sie widrige sinnliche Eindrücke entfernen, Comfort auch in die niederen Volksschichten tragen und so ein bedeutsames Mittel bilden, um Wohlbefinden und Lebensgenuss zu erhöhen und auf die weitesten Kreise auszudehnen.

Aus ähnlichen Motiven erklärt sich die öffentliche Meinung gegen die Anlage der Kirchhöfe innerhalb der Städte, gegen die Verunreinigung der Flüsse, gegen die Verfälschung der Nahrungsmittel; und die entsprechenden polizeilichen Maassnahmen werden stets getroffen werden, lange ehe die exacte Wissenschaft durch die Aetiologie gewisser Krankheiten ihre Nothwendigkeit erwiesen hat.

Häufig kann freilich nebenbei auch der sanitäre Werth solcher Reformen mit vollem Rechte betont werden; aber nicht etwa in dem Sinne, als ob durch dieselben directe Krankheitsursachen unfehlbar beseitigt würden; sondern nur in so fern, als indirect Zuständen vorgebeugt wird, welche die Leistungsfähigkeit und Widerstandskraft des Menschen beeinträchtigen müssen. — So sind z. B. extreme Verunreinigung des Bodens und der Wohnung und Verpestung der Luft zweifellos zu Siechthum disponirende Momente; namentlich da eine vielfache Erfahrung uns zeigt, dass diese Zustände stets Hand in Hand gehen mit gänzlicher Vernachlässigung jeglicher körperlicher Pflege, mit Indolenz und sittlicher Verkommenheit. Gegen solche Gefahren zu Felde zu ziehen, ist gewiss Aufgabe der praktischen Hygiene.

Die directen Ursachen des Typhus und der Cholera etc. sind aber für die Wissenschaft noch völlig in Dunkel gehüllt; und namentlich wo der öffentlichen Gesundheitspflege andere Gründe reichlich zu Gebote stehen, in welche der Schwerpunkt der Motivirung gelegt werden kann, muss man daher auf das Entschiedenste verlangen, dass sie nicht zur Empfehlung ihrer Maassregeln auf die dunkle Aetiologie dieser Krankheiten zurückgreift, die schlechterdings heute noch nichts Positives zu bieten vermag. —

Andererseits gehen nun auch die Vertreter der exacten Wissenschaft manchmal zu weit, wenn sie die Maassnahmen der öffentlichen Gesundheitspflege sogar verwerfen, weil wissenschaftliche Untersuchungen hie und da einige oft angeführte Motive als nicht haltbar erwiesen haben. Jene Maassnahmen ruhen eben durchaus nicht lediglich auf dem unsicheren Fundament streitiger wissenschaftlicher Sätze. Ein Jeder wird ohne sein wissenschaftliches Gewissen zu belasten, zugeben können, dass es für die Gesundheit einer Stadt nur vortheihaft sein kann, wenn sie für reines Wasser, reinen Boden, reine Luft und unverfälschte Nahrung sorgt; und selbst ein besonderes Hervorheben dieser hygienischen Vortheile, wenn sie factisch auch zu wenig bedeutend sind, um allein als zureichender Grund zu gelten, wird man aus Rücksicht auf die sonstige Zweckmässigkeit der Maassnahmen unbedenklich gestatten können. — Die wissenschaftliche Forschung kann und muss aber von derartigen praktischen Fragen völlig unberührt bleiben. Sie hat lediglich Material aufzuhäufen; mit allen Hülfsmitteln, welche die moderne Wissenschaft bietet, hat sie die Umgebung des Menschen zu durchforschen, die Resultate der Untersuchung in Zahlen auszudrücken, diese Zahlen zu sammeln und zu vergleichen; und sie hat alsdann die quantitativ kennen gelernten äusseren Einflüsse in ihrer Einwirkung auf den Menschen zu studiren. — Nur solche Untersuchungen, die zunächst auf unmittelbar praktisch verwerthbare Resultate verzichten, gehören der wissenschaftlichen Hygiene an. —

Pettenkofer und seine Schüler haben bereits seit einer Reihe von Jahren mit derartigen Arbeiten begonnen, denen wir eine Fülle interessanter Resultate verdanken. — Im Anschluss an diese Grundlagen der Hygiene habe ich im Laufe der letzten Jahre einige weitere Untersuchungen ausgeführt, deren Ergebnisse ich im Folgenden mittheile. Leider kann ich fast lediglich Fragmente bieten, und nur selten ein abgeschlossenes und fertig durchgearbeitetes Thema: aber in einer neuen Disciplin enthüllt jedes weitere Vordringen eine Menge neuer Fragen, und der scheinbar einfachste Vorgang gestaltet sich im Verlauf der analytischen Untersuchung zu einem complicirten Problem. — Andererseits erscheint es mir wünschenswerth, dass der Einzelne mit der Mittheilung selbst lückenhafter Ergebnisse nicht zurückhält, damit Anderen die Möglichkeit erwächst, die Resultate zu bestätigen, zu erweitern oder zu berichtigen; nur so ist eine rationelle Theilung der Arbeit denkbar.

Bei einigen der mitgetheilten Untersuchungen stand mir der Rath und die Hülfe meines hochverehrten Lehrers, des Herrn Prof. Dr. Franz

Hofmann in Leipzig, zur Seite; für die Mehrzahl stellte derselbe mir in liberalster Weise die Mittel seines Instituts zur Verfügung; alle verdanken seiner Anregung und dem jederzeit gern gewährten Unterricht, dessen ich mich während der 3 Jahre meiner Assistenz an seinem Institut zu erfreuen hatte, ihre Entstehung.

Für einige der in Berlin ausgeführten Untersuchungen überliess mir Herr Geh. Regierungsrath Prof. Dr. A. W. Hofmann gütigst einen Arbeitsraum des chemischen Laboratoriums, und Herr Privatdocent Dr. Tiemann gewährte mir mit grösster Bereitwilligkeit die Benutzung der Institutsmittel. Beiden Herren fühle ich mich zu aufrichtigstem Danke verpflichtet.

Berlin, im Juni 1879.

Dr. C. Flügge.

Inhaltsverzeichniss.

I.

Das Wohnungsklima zur Zeit des Hochsommers.

Die hygienische Forschung der letzten Jahre hat vorzugsweise den Infectionskrankheiten, ihren Ursachen und den Bedingungen ihres Auftretens Beachtung geschenkt, und sehr zahlreiche Untersuchungsreihen haben das Wesen der Krankheitskeime zu ergründen gesucht, welche man als directe Ursachen jener, plötzlich mit verheerender Gewalt auftretenden Krankheiten vermuthet. Dagegen haben diejenigen gesundheitsschädlichen Einflüsse, welche dauernd in der Umgebung und in den Lebensgewohnheiten des Menschen sich finden, und nur allmählich Störungen seiner Leistungsfähigkeit veranlassen, ohne aber explosionsartige Wirkungen auszuüben, bisher weit weniger Interesse erregt.

Und doch gebührt auch diesen letztgenannten Momenten unsere volle Beachtung. Theils finden sich darunter solche, die bei fortgesetzter Einwirkung an und für sich genügen, den Menschen krank zu machen; theils vermindern sie nur seine Energie und Leistungsfähigkeit und machen ihn disponirt zu erkranken und Krankheiten zu unterliegen. Durch schlechte Nahrung, Mangel an Hautpflege, unrichtige Kleidung, ungesunde Wohnung, nachtheilige Beschäftigung kann eine derartige Schwächung des Organismus eintreten, dass nun erst Krankheitskeime zu einer wirklichen Lebensgefahr werden; und so sehen wir denn auch die verheerendsten Wirkungen der Infectionskrankheiten gerade unter solchen Constitutionen, welche durch die stetige und gemeinsame Einwirkung verschiedener Momente, deren jedes für sich und für kurze Zeit kaum als Schädlichkeit imponirt, allmählich zerrüttet worden sind. Zweifellos würde die Mehrzahl der gefürchteten Seuchen ganz wesentlich an gefährlichem Charakter verlieren, wenn ein unter gesunderen Verhältnissen aufgewachsenes Geschlecht von ihnen betroffen würde.

Eine grosse Menge solcher auf das Allgemeinbefinden einwirkender Einflüsse liegt nun unter anderem in unseren Wohnungen.

Es ist ja eine in allen Schichten der Bevölkerung anerkannte Erfahrung, dass unsere Gesundheit zu einem sehr wesentlichen Theile abhängt von den klimatischen Eigenthümlichkeiten des Ortes, an dem wir leben. In unzähligen Fällen wird aus Gesundheitsrücksichten ein Klimawechsel vorgenommen; und häufig müssen manche Constitutionen dauernd das eine Klima meiden, während sie in dem anderen das Gefühl vollsten Wohlbefindens haben. — Die Collectivbezeichnung „Klima", der solche Wirkungen zugeschrieben werden, fasst allerdings eine Reihe von Einzelfactoren in sich; die Höhenlage eines Ortes, die Beschaffenheit der Bodenoberfläche, die mehr weniger ausgedehnte Bepflanzung mit Wäldern, die Nähe des Meeres oder hoher Gebirge betheiligen sich an demselben; aber die angeführten Momente wirken nicht für sich direct auf den Menschen, sondern erst mittelbar dadurch, dass sie ihrerseits Aenderungen in dem Zustand der Luft hervorbringen, die den Menschen umgiebt und mit der er in stetem Austausch und Verkehr sich befindet. Luftdruck, Luftbewegung, Lufttemperatur und Luftfeuchtigkeit sind es, die an den verschiedensten Orten genau beobachtet werden, deren tägliche Schwankungen man registrirt und aus deren Zahlen abgeleitet wird, in wie weit ein Klima für den Menschen bedeutungsvoll ist. Namentlich sind es die letzterwähnten Eigenschaften: Wärme und Feuchtigkeitsgrad der Luft, die in ihrem unregelmässigen und periodischen Wechsel, durch absolute Höhe der Schwankungen, wie durch die Schnelligkeit, mit der dieselben auftreten, den unmittelbarsten und entschiedensten Einfluss auf das Befinden des Menschen äussern.

Nun aber lebt der Mensch fast niemals in der Luft, deren Temperatur und Feuchtigkeit im Freien gemessen wird, sondern in der Luft der Wohnung; und diese verhält sich gerade in Bezug auf Temperatur und Feuchtigkeit meist anders wie die Luft im Freien. Durch die Bauart der Häuser, durch die Anlage und Benutzungsweise der Wohnungen, durch die Beheizung und eventuell durch Ventilation modificiren wir mehr oder weniger das Verhalten der Luft in der wir leben und setzen unseren Körper unter sehr veränderte klimatische Bedingungen.

Mit vollem Recht kann man daher auch von einem Klima der Wohnungen sprechen; auch dieses Klima wird Eigenartigkeiten zeigen, die häufig weit abweichen müssen von den klimatischen Verhältnissen des Wohnortes; und so werden an ein und demselben Orte Wohnungen sich finden, welche die verschiedensten Klimate repräsentiren und dem entsprechend das Wohlbefinden der Bewohner bald fördern, bald alteriren. — Directe Beobachtungen zeigen, dass oft in den Wohnungen der einen Strassenseite Temperaturen, wie sie dem Klima von Nizza eigen sind, auf der anderen dagegen Nordenglands niedrige Wärmegrade herrschen; manche Bewohner leben in einer nahezu mit Feuchtigkeit gesättigten Luft; zu anderer Zeit und in anderen Wohnräumen beobachtet man Grade der Trockenheit, wie sie im Freien überhaupt nicht vorkommen. Wie dort, fällt auch die Bewegung der Luft erheblich ins Gewicht; sie vermittelt dem Einem in raschem Wechsel eine stets reine, für die Aufnahme der körperlichen Ausscheidungen geeignete Luft, während der Andere in stagnirender Atmosphäre nur mühsam Wärme und Athmungsproducte abgiebt.

Dieses Klima unserer Wohnungen, das offenbar so bedeutsam auf unser Wohlbefinden influiren muss, ist merkwürdigerweise noch selten Gegenstand wissenschaftlicher Untersuchung gewesen. — Die bisher vorliegenden Beobachtungen betreffen fast lediglich die Beheizungsperiode[1]. Für diese haben sie manche interessante Aufschlüsse geliefert, sind aber keineswegs bereits derart erschöpfend, dass man sich eine abgeschlossene Vorstellung von der Einwirkung des Winterklimas unserer Wohnungen machen könnte; ausserdem betreffen die vorliegenden Untersuchungen meist nur grosse Räume öffentlicher Gebäude.

Gelegentlich einiger Orientirungsversuche, die ich in scheinbar nicht ungünstig gelegenen Wohnungen an Sommertagen vornahm, überraschten mich die ganz extremen Verhältnisse, welche ich dort fand. Selbst zur Nachtzeit konnte ich Temperaturen von 30° und mehr constatiren, eine hochgradige Anhäufung von Feuchtigkeit und Kohlensäure, kurz im Ganzen Verhältnisse, für die ich nicht sofort eine ausreichende Erklärung hatte, und die ganz zweifellos geeignet waren, in empfindlicher Weise Gesundheit und Leistungsfähigkeit der Bewohner zu beeinträchtigen.

Diese Beobachtungen führten mich dann zu den folgenden, während des Hochsommers 1878 ausgeführten Untersuchungen. Ich wollte durch dieselben das Verhältniss namentlich kleinerer Wohnungen, wie sie der arbeitenden, aber grossentheils auch der Bevölkerung mittlerer Wohlhabenheit, zur Verfügung stehen, während der heissen Jahreszeit kennen lernen, und vor allem diejenigen Eigenthümlichkeiten berücksichtigen, von denen ein directer Einfluss auf die Lebensäusserungen der Bewohner vorausgesetzt werden darf.

Dabei konnte ich aber durchaus nicht auf Vollständigkeit dieser Untersuchungen Bedacht nehmen, sondern nur gewisse Momente herausgreifen, die mir während der Vorversuche besonders auffallend gewesen waren.

---

[1] Vgl. v. Bezold und Voit, Untersuchungen über die Wärmevertheilung in geheizten Räumen. Zeitschr. d. bair. Arch.- u. Ingen.-Ver. 1874 p. 29, 48, 64. Forster und E. Voit, in Zeitschr. f. Biol. XIII. Heft 1 u. 3. Krieger, in Zeitschr. f. Biol. V. 476. — Aetiologische Studien, Strassburg 1877.

Vor allem sind wir behufs der Wärmeabgabe und des respiratorischen Gasaustausches auf einen fortwährenden innigen Verkehr mit der Aussenwelt angewiesen; unter gewissen äusseren Bedingungen kann die Wärmeabgabe und die Ausscheidung von Wasserdampf und CO_2 auf Schwierigkeiten stossen und dadurch der Körper in seinem normalen Verhalten und in seiner Leistungsfähigkeit beeinträchtigt werden. Eben diese Gefahr scheint mir in den klimatischen Verhältnissen vieler unserer Wohnungen während des Hochsommers zu liegen; und zwar beruht sie zum Theil auf bisher noch nicht hinreichend gewürdigten Eigenschaften der Wohnhäuser, die im Folgenden geschildert werden sollen.

Wenn auch manche der Zahlen, welche die physiologische Forschung bisher für das Maass der Wärmeabgabe und des respiratischen Gaswechsels gewonnen hat, nur Annäherungswerthe repräsentiren, die vielleicht nicht unbedeutend von dem wahren Werth abweichen, so genügen sie doch vollkommen, um im Grossen Ganzen zu bestimmen, ob unter irgend welchen äusseren Bedingungen ein normaler oder ein sehr unvollständiger Ablauf dieser Körperfunctionen möglich ist.

So wird über die Wärmeabgabe und die Ansammlung von Respirationsproducten in bewohnten Räumen folgende Orientirung gestattet sein.

Von der gesammten Wärmeabgabe des Körpers ist der weitaus geringste Theil für Erwärmung der ingesta anzusetzen. Nach Krieger[1] beträgt diese Wärmemenge im Mittel bei $^3/_4$ Liter warmer und 2—3 Liter kalter Nahrung resp. Flüssigkeit nur etwa 40 W.-E.

Auch zur Erwärmung der Athemluft und zur Sättigung derselben mit Wasserdampf ist im Sommer nur ein geringes Maass von Wärme erforderlich. Nach Krieger's Tabellen nimmt Luft von 20°, mit 60% relativer Feuchtigkeit an einem Tage mit 8 Stunden körperlicher Arbeit, 8 St. Ruhe und 8 St. Schlaf noch 333 W.-E. auf, bis sie auf 35° erwärmt und mit Wasserdampf gesättigt ist. Schwankungen im Feuchtigkeitsgehalt und der Temperatur machen im Sommer wenig aus; bei 20° und 50% Feuchtigkeit beträgt die in der Lunge abgegebene Wärmemenge 347 W.-E.; bei 30° und 50% Feuchtigkeit 269 W.-E.; bei 30° und 70% Feuchtigkeit 221 W.-E. — An sehr heissen Tagen, die uns hier wesentlich interessiren, kann man also diese Wärmeabgabe auf höchstens 300 W.-E. veranschlagen.

---

[1] l. c.

Nach der bekannten Berechnung von Helmholtz[1] beziffert sich die Gesammtmenge der pro Tag von einem Menschen abgegebenen Wärme auf 2700 W.-E. Diese Zahl kann natürlich häufig überschritten oder auch nicht erreicht werden; jedenfalls ist sie keineswegs hoch gegriffen, da ihr nur eine CO_2-Production von 36,6 Grm. pro Stunde zu Grunde gelegt ist, während nach Voit die CO_2-Ausscheidung eines Erwachsenen bei voller Ruhe etwa 45 Grm., im Schlafe 33 Grm. CO_2 beträgt. — Darnach würde ein Erwachsener in den auf Sommertemperatur erwärmten Wohnräumen immerhin nach der geringsten Schätzung noch etwa 2360 W.-E. durch die Haut abgeben müssen.

Für diesen der Haut zufallenden Antheil der Wärmeabgabe hält man gewöhnlich Temperatur und Wassergehalt der umgebenden Luft für wesentlich maassgebend. Es ist aber leicht zu zeigen, dass gerade innerhalb der bewohnten Räume beiden Momenten durchaus nicht eine so vorwiegende Bedeutung zukommt.

Dies beruht darauf, dass nur bei rascher Lufterneuerung eine erhebliche Wärmeabgabe an dieselbe stattfinden kann; dass aber diese Lufterneuerung in den bewohnten Räumen während des Hochsommers in überraschend geringem Grade vor sich geht. Ich muss hier aus den nachfolgenden Beobachtungsresultaten anticipiren, dass das Quantum frischer Luft, welches namentlich zur Nachtzeit auf den Kopf der grossen Masse der eng wohnenden Bevölkerung entfällt, nicht höher als zu 5 Cubm. pro Stunde veranschlagt werden darf. —

Nun beträgt die Wasserverdunstung von der Haut, wenn sie ganz ungestört vor sich gehen kann, im Mittel in 24 Stunden ungefähr 900 Grm. (im Maximum bei angestrengter Arbeit etwa 2000 Grm.). — Für die Verdunstung von 1 Grm. Wasser bei Körpertemperatur sind etwa 0,580 W.-E. erforderlich, folglich werden, wenn die Menge von 900 Grm. pro Tag lediglich auf Kosten der Körperwärme verdunstet, diesem 522 W.-E., pro Stunde 21,7 W.-E. abgenommen. Dieses ist aber wie gesagt nur möglich bei so starker Ventilation, wie sie z. B. in dem Respirationsapparate stattfindet. Erismann's Versuche[2] zeigen, dass die Wasserdampfbildung auf der Haut sehr abhängig ist von dem Feuchtigkeitsgehalt der Luft; und zwar geht die Verdunstung nicht etwa proportional der Abnahme der relativen Feuchtigkeit, sondern in einer gewissen Progression wird sie sehr rasch geringer mit der Vermehrung der Feuchtigkeit und wächst umgekehrt beträchtlich mit zunehmender Trockenheit. — Werden nun aber die abgegebenen Wasserdampfmengen

[1] Encyclop. Wörterb. d. medic. Wissenschaften. Berlin 1846. Bd. 35.

[2] Zeitschr. f. Biol. XI. 1.

auf eine Luftmenge von 5 Cubm. pro Stunde vertheilt, so muss der Feuchtigkeitsgehalt der Luft rasch ansteigen und dem entsprechend die Wasserverdunstung und die dadurch mögliche Wärmeabgabe sinken. 5 Cubm. Luft von 25° und 60% Feuchtigkeit bedürfen 22,5 Grm. Wasser, um 80% Feuchtigkeit zu enthalten, d. h. um einen Gehalt an Wasserdampf zu erreichen, bei dem kaum noch nennenswerthe Wassermengen von der Haut abdunsten können. Diese 22,5 Grm. Wasser repräsentiren erst die Hälfte des im Durchschnitt vom Körper bei reichlicher Ventilation abgegebenen Wassers. Zu der Verdunstung von 22,5 Grm. Wasser sind 13 W.-E. erforderlich, wodurch also pro Tag nur eine Wärmeabgabe von 312 W.-E. erfolgen würde. — Es ist klar, dass dieser Regulator der Wärmeabgabe innerhalb der Wohnräume durchaus nicht zu genügender Wirksamkeit kommen kann, während er dieselbe im Freien in ausserordentlichstem Maasse entfaltet; so ist die Wasserverdunstung z. B. bei angestrengtem Gehen im Freien leicht im Stande, dem Körper bis zu 1000 W.-E. pro Tag zu entziehen. —

Der andere Antheil von Wärmeabgabe an die umgebende Luft seitens des Körpers erfolgt durch directe Ableitung.

Auch diese kann, namentlich im Freien, sehr grosse Mengen Wärme dem Körper entziehen. Aber dazu gehört ein stetes Berühren des Körpers mit neuen kalten Luftschichten; die Luft bedarf einer so ausserordentlich geringen Wärmezufuhr zur Erhöhung ihrer Temperatur, dass kleine, stagnirende Luftmassen nur wenig abkühlend wirken können. Es ist z. B. leicht zu berechnen, wie viel W.-E. 5 Cubm. Luft aufnehmen, um sich von 25° auf 35°, d. h. die Temperatur der äusseren freien Körperoberfläche zu erwärmen. 1 Cubm. Luft wiegt bei 30° circa 1,165 Kgrm., die spec. Wärme der Luft bei constantem Druck beträgt 0,238; folglich:

$$5 \times 1{,}165 \times 0{,}238 \times 10 = 13{,}85 \text{ W.-E.}$$

Innerhalb 24 Stunden könnten also die pro Stunde zutretenden 5 Cubm. Luft von 25° nur ca. 300 W.-E. aufnehmen, mit denen sie vollkommen auf Körpertemperatur erwärmt sein würden. — Ein so vollkommener Ausgleich wird aber nicht einmal erzielt werden können, da die Schnelligkeit der Wärmeübertragung ceter. par. der Temperaturdifferenz proportional geht und bei einer gewissen Annäherung an den Ausgleich ausserordentlich langsam vor sich geht. Dazu kommt nun noch, dass diese selben 5 Cubm. Luft schon die Wärme und den Wasserdampf aufzunehmen haben, die in der Lunge abgegeben werden und die schon allein fast genügen würden, um die Luft für weitere Aufnahme von Wärme und Wasser untauglich zu machen. Es wird also in Wirklichkeit noch weit weniger Wärme dem Körper abgenommen werden können.

Rechnet man nun die bisher aufgezählten Posten zusammen, so gelangt man zu dem Resultat, dass in einer Wohnung, die pro Stunde und Kopf 5 Cubm. frische Luft von 25° liefert, allerhöchstens 900 W.-E. durch Wasserverdunstung und Erwärmung der berührenden Luft von Haut und Lunge abgegeben werden können; demnach würden mehr als $^2/_3$ der ganzen Wärmeabgabe dem bedeutendsten der hierbei concurrirenden Factoren zufallen, nämlich der Abstrahlung von der Körperoberfläche.

In den letzten Jahren ist schon mehrfach auf die ganz vorwiegende Bedeutung der Wärmeentziehung durch Strahlung aufmerksam gemacht worden; mehr aber in dem Sinne, dass die starke Wärmeentziehung durch kältere Umgebung, durch die nicht gehörig erwärmten Hauswände etc. von schädlichen Folgen begleitet sein könnte. — Wie bedeutend der Einfluss dieser umgebenden, von unserem Körper bestrahlten Gegenstände aber auch während der heissen Jahreszeit für die Entwärmung ist, lässt sich annähernd schon durch folgende Berechnung zeigen.

Die Abkühlung eines jeden Körpers erfolgt abhängig von einer Anzahl Variablen und einer Reihe von Constanten, die von Dulong und Petit[1] und später von Péclet bestimmt und in Formeln zusammengefasst sind. Dieselben sind nicht durchaus genau und es sind daher mancherlei Einwände gegen ihre Brauchbarkeit erhoben; doch beziehen sich dieselben nur auf Fehlergrössen, die hier nicht in Betracht kommen und namentlich auf das zweite Glied der folgenden Gleichung, das speciell die Wärmeabgabe durch Leitung ausdrückt und für uns nach dem Vorstehenden von weit geringerer Bedeutung ist.

Die Formel lautet:

$$V = S\, m\, a^{\varphi} (a^{t} - 1) + C \,.\, n\, t_1^{\,b};$$

und in derselben bedeutet:

V = die Wärmemenge in halben W.-E.,[2] die pro Quadratfuss Oberfläche und in 1 Stunde abgegeben wird.

S = den Strahlungscoëfficienten, der nur mit der Oberflächenbeschaffenheit variirt; derselbe kann für Kleidungsstoffe (Péclet hat für wollene

---

1 Vgl. die physik. Lehrb. von Wüllner u. Mousson; ferner C. Schinz die Wärme-Messkunst, Stuttgart 1858; Redtenbacher, Resultate für d. Maschinenbau. 4. Aufl. Mannheim 1860.

2 Die Constanten finden sich am vollständigsten zusammengestellt in Schinz, Wärme-Messkunst; in diesem Werke ist aber das metrische Maass noch nicht verwandt, sondern nach ℔ = $\frac{1}{2}$ Kilo gerechnet, daher dort auch 1 W.-E = $\frac{1}{2}$ der jetzt als Maass gebräuchl. W.-E.

Stoffe 0,6624, für Calicot 0,657, für Seidenstoffe 0,6678 gefunden) im Mittel zu 0,66 angenommen werden.

m = 132,64 nach Dulong und Petit, = 124,72 nach Péclet.

a = 1,0077.

φ = die Temperatur der Wandungen des umgebenden Raums.

t = die Temperaturdifferenz zwischen der Temperatur der Oberfläche des erkaltenden Körpers und der Temp. φ.

C = einen Coëfficienten, der nur von der Grösse und Form des erkaltenden Körpers abhängt.

n = 0,5385 nach Dulong und Petit, = 0,552 nach Péclet.

t_1 = die Temperaturdifferenz zwischen der Temperatur des erkaltenden Körpers und der Temp. des umgebenden Mediums.

b = 1,233.

Ist nun beispielsweise die Temperatur der Luft in einem Zimmer = 25°, die Temperatur der Wände ebensohoch, und nimmt man die Temperatur der Wärme abstrahlenden Oberfläche des bekleideten Körpers zu 30° an (also sehr leichte Bekleidung vorausgesetzt), so sind folgende Zahlen in die Formel einzusetzen:

$$V = 0{,}66 \,.\, 124{,}72 \,.\, 1{,}0077^{25}(1{,}0077^{5} - 1) + 0{,}45 \,.\, 0{,}5385 \,.\, 5^{1{,}233}.$$

Um den Coëfficienten C einsetzen zu können, ist der abstrahlende Körper als ein vertikaler Cylinder von 6 Fuss Höhe und 1 Fuss Durchmesser gedacht, der alsdann einer Oberfläche von 18,4 □ Fuss = ca. 1,65 □ M. entsprechen würde, die mit der von Valentin direkt ermittelten Grösse der Körperoberfläche übereinstimmt. — Diese Annahme, gegen deren Zulässigkeit Bedenken erhoben werden könnten, berührt lediglich den durch Leitung abgegebenen Antheil, der sich in der Formel von dem durch Strahlung abgegebenen Antheil leicht scheidet.

Berechnet man nun V, so findet man die Grösse der Gesammtwärmeabgabe zu 3,96 W.-E. pro □ Fuss freie Oberfläche und 1 Stunde; davon kommen 2,07 W.-E. auf die Strahlung und 0,89 W.-E. auf die Leitung.

Die Körperoberfläche beträgt nach Valentin 1,65 □ M. = 18,4 □ Fuss. Wenn diese ganze Oberfläche frei abstrahlen könnte, so würden demnach in diesem Falle 18,4 · 2,07 = 38,1 W.-E. pro Stunde, und 914 W.-E. in 24 Stunden abgegeben werden.

Die Wärmeabgabe durch Leitung berechnet sich in demselben Falle auf 394 W.-E. pro Tag; dabei ist aber vorausgesetzt, dass die Temperatur der umgebenden Luft immer 25° bleibt, also rasch erneuert wird; da dies in Wohnräumen, wie oben gezeigt, nicht im Entferntesten zutrifft, ist dieser Theil der Wärmeabgabe weit geringer und bleibt unter allen Umständen unter 300 W.-E.

Die 1800 W.-E., die nach Abrechnung der durch Wasserverdampfung und Leitung entfernten Wärme noch für die Abstrahlung übrig blieben, werden unter den Verhältnissen des gegebenen Beispiels also nur zur Hälfte von den umgebenden 25° warmen Wänden aufgenommen. Für mindestens 900 W.-E. = $^1/_3$ der gesammten gering veranschlagten Wärmeabgabe würde unter diesen Umständen keine Möglichkeit der Abgabe bestehen, sie würden sich im Körper aufstauen müssen.

Unter Verhältnissen, wo wir genügend Wärme abgeben, wird also eine viel grössere Differenz zwischen der Temperatur unserer Körperoberfläche und unserer Umgebung bestehen. In der That beträgt dieselbe, wenn wir uns in einem Wohnraum vollkommen wohl fühlen und die producirte Wärme weder zu rasch noch zu langsam abgeben, circa 10—12°; und eine solche Temperaturdifferenz stellen wir beispielsweise im Winter her, um uns behaglich zu fühlen.

Beträgt die Temperatur der Wände 18°, die der Kleider 28°, so findet in 24 Stunden von der ganzen Körperoberfläche ein Wärmeverlust von etwa 1700 W.-E. statt, was in Anbetracht der in der kühleren Jahreszeit vermehrten Wärmeabgabe durch die Athmung und der ergiebigeren Ventilation der Wohnräume vollkommen hinreicht, um die producirte Wärme zu entfernen.

Aus diesen Berechnungen ist nun auch sehr leicht zu entnehmen, welche Factoren für die Wärmeabgabe innerhalb der Wohnräume am meisten ins Gewicht fallen.

In erster Linie kommt die Temperatur der Wände in Betracht. Wir sehen wie in den obigen Beispielen, wenn wir in beiden Fällen die Temperatur der bekleideten Körperoberfläche = 28° setzen, die Wärmeentziehung durch Strahlung von 510 W.-E. auf 1700 steigt, wenn die Temperatur der Wände von 21° auf 18° sinkt; ein Temperaturunterschied von 2° macht hier schon viel aus; bei 30° warmer Körperoberfläche und 25 resp. 27° warmen Wänden werden im ersten Falle 900, im zweiten 518 W.-E. in 24 St. dem Körper entzogen.

Zweitens kommt natürlich die Temperatur der Körperoberfläche in Betracht. Der nackte Körper zeigt an den freien Flächen eine Temperatur von etwa 35°; dieser würde bei einer Umgebung von 27° circa 1400 W.-E. abgeben; selbst die leichteste Bekleidung, namentlich wenn sie aus mehreren Schichten besteht, setzt diese Temperatur der abstrahlenden Oberfläche bedeutend herab und vermindert dadurch erheblich die Wärmeabgabe; bei 30° warmer Oberfläche reducirt sich die Wärmeabgabe gegen dieselben 27° warmen Wände auf nur 518 W.-E. Ueber den Unterschied, den das dichtere oder losere Anliegen der Kleider, die verschiedenen Arten von Stoff etc. für die Wärmeverhältnisse des Körpers ausmachen, liegen bereits manche Untersuchungsreihen vor, die aber bei weitem noch nicht erschöpfend sind, und nur relative Werthe angeben.[1]

Drittens ist dann noch die Grösse der abstrahlenden freien Oberfläche von grosser Bedeutung. Die abgegebene Wärmemenge ist derselben direct proportional; wird $^1/_3$ oder $^1/_4$ der Körperoberfläche an der freien Ausstrahlung gehindert, so vermindert sich auch die gesammte durch Strahlung abgegebene Wärmemenge um $^1/_3$ resp. $^1/_4$. — Bei den obigen Beispielen ist immer die ganze Körperoberfläche in Rechnung gezogen; diese kommt aber in Wirklichkeit fast niemals in Betracht und der zur Function gelangende Antheil ist ein sehr verschiedener und willkürlich zu verändernder. — Für gewöhnlich kommen die Innenseiten der Extremitäten in Wegfall; selbst das hat aber schon einen sehr merklichen Einfluss. Man kann die Grösse beliebiger bedeckter Körperstellen leicht bestimmen durch die bekannte Methode, unregelmässige Flächen auszumessen, indem man letztere in einem Papier ausschneidet, von dem das Gewicht irgend einer Flächeneinheit (z. B. von 4 □ Decim.) bekannt ist, und indem man dann die ausgeschnittenen Papierstücke wägt. War z. B. das Gewicht von 4 □ Decim. Papier = 3 Grm. und dasjenige der Papierstücke = 24 Grm., so ist der gesuchte Flächeninhalt = 32 □ Dec. Die Oberfläche, die bei geschlossenen Armen und Beinen bedeckt wird, erreicht nun leicht das Maass von etwa 0,3 Cm., also etwa $^1/_5$ der Körperoberfläche; somit kann also durch Anlegen der Extremitäten an den Körper die Wärmeabgabe um $^1/_5$ herabgesetzt werden, und noch mehr natürlich durch gekrümmte Lage mit angezogenen Schenkeln; andererseits kann dieselbe um eben so viel durch entsprechend freie Lagerung des Körpers vermehrt werden.[2]

Aus diesen Betrachtungen geht deutlich hervor, dass die Wärmeabgabe von unserem Körper ebenso wie die Entfernung der Respirationsproducte innerhalb enger bewohnter Räume häufig zu einem schwer lösbaren Problem wird, dass beide durchaus nicht in allen Fällen leicht von Statten gehen, sondern oft genug auf Schwierigkeiten stossen müssen.

Ebenso darf man auch nach den mitgetheilten Resultaten meiner vorläufigen directen Beobachtungen vermuthen, dass die Wohnungsverhältnisse häufig einen normalen Ablauf der Entwärmung des Körpers und des Respirationsprocesses in erheblichem Grade hindern. —

---

[1] Vgl. Coulier, Journ. de la physiol. 1858. Krieger, l. c. Hammond, a treatise on hygiene. Philadelphia 1863.

[2] Vgl. Rosenthal, zur Kenntniss der Wärmeregulirung. Erlangen 1872.

Ist dies aber der Fall, so wird es sich lohnen, diejenigen Factoren zu isoliren, denen der wesentlichste Antheil an diesem Einfluss zuzuschreiben ist, und Maass und Grenzen ihrer Wirkung kennen zu lernen. Aus solcher Kenntniss wird sich alsdann unmittelbar ergeben, was eventuell zur Herstellung zuträglicher Wohnungsverhältnisse zu thun sein wird.

Es zeigte sich nun ferner durch die oben gegebenen Ableitungen, dass zu einer Orientirung über die Verhältnisse der Wärmeabgabe in den Wohnungen vor allem ein Studium der Wandtemperaturen und der Factoren, von denen dieselben abhängen, erforderlich ist. In zweiter Linie wird dann eine Bestimmung der Ventilationsgrösse und des durchschnittlichen Cubikraums, der pro Kopf der arbeitenden Bevölkerung entfällt, das Luftquantum zu ermitteln haben, welches sich an der Wärmeabgabe durch Leitung, Erwärmung der Athemluft und Wasserdampfaufnahme betheiligt. — Diese letzteren Bestimmungen würden dann ausserdem gleichzeitig Aufschlüsse geben über den Grad der Verunreinigung der Luft und ihre Belastung mit Respirationsproducten.

1. Temperaturen der Hauswände im Hochsommer.

a) Berechnungen.

Die Temperatur gemauerter Wände stimmt durchaus nicht immer mit der Temperatur der umgebenden Luftschichten überein. Als ausserordentlich schlecht Wärme leitendes Material, und im Verhältniss zur Luft von einer enorm grossen Wärmecapacität, machen sie durchaus nicht alle Schwankungen der äusseren Temperatur mit. In wie weit sie sich denselben anschliessen, hängt wesentlich von der Leitungsfähigkeit ihres Materials und von ihrer Dicke ab. — Eine gewisse Stärke der Steinschicht kann selbst die Schwankungen der Jahreszeiten verwischen; gerade wie auch im Erdboden in gewisser Tiefe das ganze Jahr hindurch die mittlere Jahrestemperatur herrscht. —

Soll eine Mauer durch erwärmte Luft auf einen höheren Temperaturgrad gebracht werden, so gehören dazu enorme Luftmengen. Steigt z. B. die Lufttemperatur von 20 auf 25° und eine einzige Hauswand von 100 C.-M. [200 □M. Fläche und $^1/_2$ M. Dicke] soll dieselbe Temperaturerhöhung erfahren, so gehören dazu, das spec. Gew. der Steinmasse auf 2100 (pro C.-M.), die spec. Wärme zu 0,21 gesetzt:

$$100 \times 2100 \times 0{,}21 \times 5 = 220{,}500 \text{ W.-E.}$$

Wenn jeder C.-M. Luft von 25° während der Berührung mit der Wand um 5° seine Temperatur erniedrigt, so werden 153000 C.-M. Luft[1] erst im Stande sein, den ganzen Wärmebedarf der Wand zu decken.

Daraus ergiebt sich sofort, dass nur bei völlig ungehinderter freier Luftcirculation eine erhebliche Temperaturänderung der Wände statthaben kann. Bei geschlossenen Fenstern und Thüren findet daher die Erwärmung der Mauer lediglich von aussen statt, während die Innenfläche namentlich bei grosser Dicke der Mauern eine weit niedrigere Temperatur bewahren kann. — Um in einem mässig grossen Zimmer von im Ganzen 100 □ M. Wandfläche, nur auf 1 Cm. Dicke die innere Oberfläche um 1° zu erwärmen, würden immerhin schon 441 W.-E. erforderlich sein; erst 1400 Cubm. Luft müssten um je einen Grad ihrer Temperatur an den Wandungen erkalten, bis diese Wärmemenge abgegeben sein würde.

Die Hauswände bilden demnach ungeheuere Wärmereservoire, die langsam Wärme in grossen Mengen aufspeichern und sie ebenso langsam aber nachhaltig wieder an die kühlere Umgebung abgeben können. Sie sind in ihrer Temperatur unabhängig von der Lufttemperatur der inneren Wohnräume; vielmehr wirken sie umgekehrt bestimmend auf die Lufttemperatur ein, indem sehr grosse Luftmengen an diesen Reservoiren erwärmt resp. abgekühlt werden können; und in gleicher Weise hängt die Temperatur der im Zimmer befindlichen Gegenstände, der Betten etc. ganz wesentlich von den Wandtemperaturen ab.

Nun sind aber die Wände in sehr vielen Fällen noch einer besonderen Wärmequelle ausgesetzt, die dann in ganz überwiegendem Maasse ihre Temperatur bestimmt, nämlich der directen Bestrahlung durch die Sonne.

Leider ist der Grad dieser Erwärmung, ihr Verlauf und ihre Abhängigkeit von verschiedenen Bedingungen noch nicht völlig klar gelegt; namentlich fehlt es noch an den nöthigen Constanten, ohne deren Feststellung eine Berechnung des jedesmaligen Effects nicht möglich ist. —

Wie die Erwärmung jedes Körpers und z. B. auch der Erdoberfläche, wird die Erwärmung der Hausmauern durch die Sonnenstrahlen vor allen Dingen abhängig sein von der Dauer der Bestrahlung; dann von deren Intensität; und diese letztere hängt wiederum ab einmal von dem Winkel, unter dem die Strahlen auffallen, und dann von der Absorption der Sonnenstrahlen durch die Atmosphäre, die sehr verschieden grosse Mengen aufnimmt, je nach der Dicke der durchstrahlten Luftschicht und je nach deren Gehalt an Wasserdampf und Wasserbläschen. —

---

[1] $x \times 1{,}2 \times 0{,}24 \times 5 = 220500$, $x = 153000$; (1,2 = Gew. von 1 C.-M. Luft; 0,24 = spec. Wärme der Luft).

Andererseits kommen nicht minder die Eigenschaften des die Strahlen aufnehmenden Mediums in Betracht, namentlich also das Absorptionsvermögen der Oberfläche der Mauern. Je nach der grösseren oder geringeren Rauhigkeit der Oberfläche, nach der Farbe etc. wird dasselbe variiren; doch fehlen hierüber fast noch alle quantitativen Beobachtungen.

Trotz dieser vielfachen Lücken in unserem Wissen muss es einleuchtend sein, dass es sich bei der Erwärmung der Mauern durch die Sonnenstrahlen oft um sehr hohe Temperaturgrade handeln wird. — Man weiss längst, dass im Sande der Sahara, unter den senkrechten Strahlen der Sonne, Temperaturen von 60—70° beobachtet werden; in unseren Gegenden steigt die Temperatur des oberflächlichen Bodens noch auf 50°, verschieden natürlich auch hier nach der Beschaffenheit des Materials. — Bei der Aehnlichkeit der physikalischen Eigenschaften muss die Erwärmungsfähigkeit der Baumaterialien ähnlich der des Bodens eine sehr bedeutende sein. — Unter ungünstigen Verhältnissen, die sich gewiss weit von den hier vorkommenden Extremen entfernen, fand ich dementsprechend Temperaturen von 35—37° an der Aussenfläche bestrahlter Wände.

Eine so starke Erhitzung der Aussenfläche der Mauern muss nun aber auch für die Temperatur der inneren Wandflächen von Bedeutung sein, so lange die Mauern keine so extreme Dicke haben, dass der Ausgleich der Temperaturen noch jenseits der inneren Oberfläche stattfindet.

Die Innentemperatur lässt sich bei gegebener Aussentemperatur ungefähr in folgender Weise berechnen[1]:

Nennt man

t' = die gesuchte Temperatur der inneren Wandfläche;

t = die Temperatur der äusseren, erhitzten Wandfläche;

t'' = die Temperatur der Luft im Innern und der inneren Wandfläche vor der Bestrahlung;

C = den Coëfficienten für das Wärmeleitungsvermögen eines Würfels von 1 Cm. pro 1 Stunde und 1° Temp.-Differenz = 1,32 W.-E.;

S = das Strahlungsvermögen pro 1 □ M. Fläche und 1 Stunde; für Bausteine = 3,6 W.-E.;

L = das Leitungsvermögen für vertikale Fächen pro 1 □ M. und 1 Stunde (nach der Formel: $L = 0.3175 + \frac{0,209}{\sqrt{h}}$, per 1 □′ und per Stunde in halben W.-E.); h hier gleich 5 M. gesetzt = 2,06 W.-E.;

d = die Mauerdicke = 0,5 M.

[1] Vgl. Mousson, l. c.; Schinz, l. c.; Meiners, das städtische Wohnhaus etc. Stuttg. 1879. p. 93.

und nimmt man nun t zu 35°, t'' zu 25° an, so lässt sich t' berechnen nach der Formel:

$$t' = \frac{Ct + (S + L) . d . t''}{C + (S + L) d},$$

oder umgeformt:

$$t' = \frac{t - t''}{1 + (S + L) \frac{d}{C}} + t''.$$

Folglich:

$$t' = \frac{35 - 25}{1 + (3,6 + 2,06) \frac{0,5}{1,32}} + 25 = 28,2;$$

d. h. also, wenn die äussere Oberfläche einer Mauer von 0,5 M. Dicke auf 35° erhitzt wird, während die Luft- resp. Innentemperatur 25° beträgt, so erhöht sich die Temperatur der inneren Oberfläche bis auf 28,2°.

Allerdings ist eine beträchtliche Zeit erforderlich bis diese Temperatur sich herstellt. Es geht das schon aus der einfachen Erwägung hervor, dass jeder □ M. Fläche der Wand, bei $^1/_2$ M. Dicke, zur Erwärmung auf die herzustellende mittlere Temperatur von $\frac{35 + 28,2}{2} = 31,6°$ eine Temperaturerhöhung seiner Masse um etwa 31,5 — 25 = 6,6° und dazu nicht weniger als 1455 W.-E. bedarf; während andererseits das Leitungsvermögen des Materials ein so ausserordentlich schlechtes ist.

Besonders zu betonen ist, dass diese Temperaturerhöhung der Wände in sehr hohem Grade auch auf die Luft der Wohnräume einwirken muss. Während der Dauer der Bestrahlung transmittirt die Wand beträchtliche Wärmemengen an die Luft des Innenraums, ohne selbst die Temperatur wesentlich zu ändern. Bei 28° warmer Innenfläche und 25° warmer Luft berechnet sich die Transmission der Wärme nach der Formel:

$$v = \frac{(S + L) . (t - t'')}{1 + (S + L) \frac{d}{C}}, = \frac{5,66 \times 3}{1 + 5,66 \times \frac{0,5}{1,32}}.$$

$$v = 5,4 \text{ W.-E. pro } 1 \square \text{M. und } 1 \text{ Stunde},$$

folglich für 1 Wandfläche von 50 □ M. auf 270 W.-E.; damit könnten aber stündlich 208 Cm. Luft um 5° erwärmt werden. Es wird daher selbst bei ergiebigster Ventilation sehr schwer eine Abkühlung der Wand durch die kältere Innenluft stattfinden, sondern die Temperatur der letzteren wird im Gegentheil dauernd erhöht und so die Abkühlung der inneren Wandfläche noch mehr behindert werden, und nur andere kühlere Zimmerwände und die Gegenstände im Zimmer sind zur Aufnahme einigermassen beträchtlicher Mengen von transmittirter Wärme geeignet.

Daraus geht nun hervor, dass die bestrahlten Wände von entscheidendem Einfluss auf unsere Wärmeabgabe innerhalb der Wohnräume sein müssen, und dass dieser Einfluss erheblich je nach der Dauer und der Intensität der Bestrahlung variiren wird. Im Allgemeinen wird die Nordwand die niedrigsten Temperaturen zeigen müssen, die Südwand die höchsten; Ost- und Westwand werden sich zwischen beide gruppiren.

Ueber die genaueren Verhältnisse der Wärmevertheilung auf die einzelnen Hauswände und namentlich über den zeitlichen Verlauf der Temperaturbewegung mögen nun die folgenden Beobachtungresultate orientiren.

---

b) Beobachtungen.

Die Beobachtung der Wandtemperaturen erfolgte einfach durch Thermometer, die horizontal bis zu einer gewissen Tiefe in die Mauer eingesenkt waren. Ragt die Skala weit aus der Mauer hervor, so ist ein Ablesen des Thermometers an Ort und Stelle möglich; jedoch muss man alsdann mit grosser Sorgfalt darauf bedacht sein, das Auge mit der Quecksilberkuppe in eine Ebene zu bringen. Die sehr tief eingelegten Thermometer, die zum Ablesen hervorgezogen werden müssen, dürfen nicht zu empfindlich sein und müssen also entweder eine sehr grosse Kugel mit bedeutender Hg-Masse haben oder mit paraffingetränkten Läppchen umwickelt sein. — Am besten würden jedenfalls zu solchen Beobachtungen die im rechten Winkel nach aufwärts gebogenen Thermometer sein, wie sie zur Messung der Temperatur der Bäume benutzt werden. Es war mir jedoch nicht möglich, mich mit der nöthigen Anzahl solcher Instrumente zu versehen, und ich habe dem entsprechend grössere Sorgfalt auf die Ablesungen verwandt. — Sämmtliche Thermometer wurden unter einander verglichen und mit den nöthigen Correctionen versehen. — Die Löcher, in die die Thermometer eingesenkt werden, können sehr leicht mit einem Stück Gasrohr, das oben mittelst einer dreikantigen Feile ausgezähnt ist, in die Wand eingeschlagen werden.

Derartige Messungen von Wandtemperaturen hatte Prof. Hofmann bereits im Jahre 1874 im Leipziger hygienischen Institut ausgeführt. Dieselben wurden damals jedoch zu anderem Zweck angestellt und beschränkten sich auf mehrtägige Beobachtungen einer Süd- und einer Nordwand des Parterres.

Gelegentlich der vorliegenden Untersuchungen über den Einfluss der Wohnungen im Hochsommer musste ich durch derartige Messungen ein möglichst vollständiges Bild der Wandtemperaturen zu gewinnen suchen dadurch, dass ich womöglich alle 4 nach verschiedenen Himmelsgegenden gerichteten Wände gleichzeitig beobachtete, indem ich ferner aber auch

Wandtemperaturen in den Häusern

	Keller.		Parterre.					Erste			
	Nordzimmer. Nordwand.	Südkammer. Südwand.	Nordzimmer. Nordwand.	Nordzimmer. Corridorw.	Südzimmer. Südwand.	Ostzimmer. Ostwand.	Westzimmer. Westwand.	Nordzimmer. Nordwand. tief.	Nordzimmer. Nordwand. oberfl.	Südzimmer. Südwand. tief.	Südzimmer. Südwand. oberfl.
4. August 11^{0} Vorm.	17,3	17,3	19,2	18,6	18,9	20,0	20,5	—	19,1	—	19,5
4. „ 7^{0} Abds.	17,5	17,4	19,5	18,9	19,3	21,3	20,9	21,0	19,5	21,1	19,9
5. „ 3^{0} Nchm.	17,5	17,8	20,0	19,1	19,7	21,3	21,1	20,8	19,9	21,0	20,5
5. „ 6^{0} Abds.	17,8	17,8	20,0	19,4	19,9	21,4	21,3	20,9	20,1	21,8	20,6
5. „ 9^{0} Abds.	17,6	17,85	20,1	19,4	20,0	21,5	21,3	21,0	20,4	21,9	20,8
6. „ 12^{0} Nachts.	17,6	17,9	20,1	19,5	20,0	21,6	21,3	20,9	20,4	21,6	20,9
6. „ 3^{0} Nachts	17,6	17,95	20,1	19,3	20,1	21,3	21,3	20,9	20,3	21,4	20,6
6. „ 6^{0} Mrgs.	17,6	18,0	20,1	19,4	20,2	21,3	20,9	20,9	20,3	21,1	20,6
6. „ 9^{0} Mrgs.	17,8	18,0	20,2	19,6	20,2	21,3	21,0	20,6	20,5	20,9	20,8
6. „ 12^{0} Mttgs.	17,8	18,0	20,3	19,8	20,3	21,3	21,0	20,6	20,6	20,9	20,6
6. „ 3^{0} Nchm.	17,9	18,1	20,4	19,8	20,4	21,6	21,8	21,1	20,8	21,9	21,0
6. „ 6^{0} Abds.	17,9	18,2	20,5	19,8	20,5	22,3	22,0	21,6	20,9	22,5	21,4
6. „ 9^{0} Abds.	17,9	18,2	20,6	19,8	20,6	22,6	22,3	22,0	21,0	23,1	21,6
7. „ 12^{0} Nachts.	18,0	18,3	20,6	19,9	20,6	22.6	22,5	22,1	21,1	23,1	21,8
7. „ 3^{0} Nachts.	18,0	18,4	20,7	19,9	20,7	22,6	22,8	22,0	21,1	22,9	21,8
7. „ 6^{0} Mrgs.	18,0	18,4	20,7	19,8	20,7	22,5	22,5	22,0	21,0	22,6	21,9
7. „ 9^{0} Mrgs.	18,3	18,5	20,9	20,0	20,8	22,5	22,6	22,0	21,4	22,3	22,0
7. „ 12^{0} Mttgs.	18,3	18,5	21,1	20,3	21,0	22,5	22,8	22,1	21,6	22,4	22,0
7. „ 6^{0} Abds.	18,4	18,6	21,3	20,9	21,2	23,6	23,0	23,0	21,8	23,3	22,1
8. „ 6^{0} Abds.	18,6	19,0	21,7	20,9	21,7	23,6	22,9	22,8	21,9	24,0	22,8
9. „ 7^{0} Abds.	18,9	19,2	22,0	21,3	21,9	24,0	22,8	22,9	22,0	23,6	22,8
10. „ 12^{0} Mttgs.	18,9	19,2	22,1	21,4	21,9	23,0	22,9	22,1	22,5	22,4	22,4
11. „ 12^{0} Mttgs.	18,9	19,2	—	—	22,0	23,0	23,1	22,1	21,9	22,5	22,4
12. „ 12^{0} Mttgs.	18,9	19,3	22,7	22,1	21,9	22,5	22,5	21,6	22,5	21,9	21,9
13. „ 6^{0} Abds.	18,9	19,2	—	—	—	—	22,0	22,3	21,8	22,4	21,5
14. „ 6^{0} Abds.	18,8	19,1	22,4	22,0	21,4	22,5	21,4	21,4	21,8	21,1	21,5
15. „ 6^{0} Abds.	18,8	18,8	21,6	21,6	20,7	22,5	20,1	21,1	21,6	20,6	20,5
16. „ 6^{0} Abds.	18,4	18,7	21,2	21,1	20,6	21,9	20,1	20,8	21,1	20,6	20,3
17. „ 6^{0} Abds.	18,4	18,6	21,1	20,8	20,6	21,9	20,5	20,8	19,9	20,9	20,6
18. „ 6^{0} Abds.	18,1	18,3	20,6	20,4	20,1	21,3	19,4	19,6	19,6	19,9	19,5
19. „ 6^{0} Adds.	18,1	18,3	20,4	20,3	19,8	21,3	19,4	20,0	19,9	20,0	19,5
20. „ 6^{0} Abds.	18,0	18,2	20,2	20,0	19,7	21,4	19,1	19,8	19,8	20,0	19,5
21. „ 6^{0} Abds.	17,6	17,8	19,7	19,5	19,2	20,0	19,1	18,3	19,0	18,5	18,4
22. „ 6^{0} Abds.	17,4	17,7	19,2	19,1	18,7	19,9	18,9	18,3	18,6	18,4	18,3
23. „ 6^{0} Abds.	17,3	17,5	19,0	19,0	18,5	20,0	19,4	18,8	18,3	18,9	18,0
24. „ 6^{0} Abds.	17,1	17,4	18,9	18,8	18,6	19,4	19,4	18,3	18,0	18,4	18,1
25. „ 6^{0} Abds.	17,1	17,2	19,0	18,5	18,5	19,4	19,4	18,3	18,0	18,4	18,9
26. „ 6^{0} Abds.	17,3	17,4	19,0	18,8	18,5	19,8	19,4	18,8	18,3	18,6	18,9
27. „ 6^{0} Abds.	17,3	17,5	19,0	18,9	18,5	20,0	19,4	18,8	18,0	18,6	18,9
29. „ 6^{0} Abds.	17,5	18,0	19,4	18,9	19,3	21,0	19,4	19,5	19,3	19,9	19,3
30. „ 6^{0} Abds.	17,5	18,2	19,6	19,3	19,7	21,3	20,0	19,8	19,5	20,9	19,6
1. Septbr. 6^{0} Abds.	17,9	18,3	20,0	19,8	20,1	21,3	19,6	19,5	19,6	20,3	19,6
2. „ 6^{0} Abds.	17,5	18,2	19,7	19,6	19,7	20,0	20,3	18,5	19,3	19,1	19,0
3. „ 6^{0} Abds.	17,4	18,0	19,2	19,3	19,2	19,3	19,4	18,3	18,6	18,5	18,4

Ackerstrasse 132—133.

Etage.						Zweite Etage.				Vierte Etage.			
Ostzimmer. Mitte.	Ostzimmer. Ostwand. tief.	Ostzimmer. Ostwand. oberfl.	Westzimmer. Mitte.	Westzimmer. Westwand. tief.	Westzimmer. Westwand. oberfl.	Nordzimmer. Mitte.	Nordzimmer. Nordwand.	Nordzimmer. Corridorwand.	Südzimmer. Südwand.	Nordzimmer. Nordwand.	Südzimmer. Südwand.	Südzimmer. Corridorwand.	Aussen.
19,9	—	20,3	21,6	—	22,0	20,5	20,9	19,9	21,0	20,6	21,3	21,3	24,3
20,4	24,3	21,9	—	24,5	22,5	20,6	20,5	20,4	21,5	21,4	22,0	22,1	20,4
20,8	25,1	21,4	22,0	23,6	22,3	21,3	21,3	20,9	21,1	21,9	22,0	22,3	22,1
20,8	23,9	21,9	21,9	23,7	22,4	21,3	21,3	21,0	22,2	22,1	22,4	22,8	21,6
20,9	22,8	22,0	21,8	23,0	22,6	21,3	21,3	21,1	22,3	22,3	22,4	22,6	18,4
21,0	21,5	22,0	21,5	21,8	22,6	21,3	21,3	21,3	22,4	22,4	22,4	22,8	17,9
21,0	20,5	21,8	21,4	21,0	22,8	21,1	21,3	21,0	22,3	22,3	22,5	22,8	17,3
21,1	20,3	21,6	21,3	20,5	22,2	21,3	21,3	21,0	22,4	22,3	22,3	22,5	18,4
21,5	24,3	21,5	21,5	21,1	22,1	21,6	21,5	21,4	22,3	22,1	22,3	22,6	23,6
21,5	26,9	21,6	21,8	21,9	22,0	21,6	21,5	21,4	22,3	22,1	22,1	22,9	24,3
21,9	27,6	22,5	23,9	24,8	23,2	21,9	21,6	21,8	22,7	22,4	22,8	23,5	26,8
21,9	26,6	23,1	23,6	27,4	23,7	21,9	21,8	21,9	23,0	22,6	23,3	23,8	25,0
22,0	25,3	23,5	23,0	28,7	24,0	21,9	21,9	21,9	23,2	23,0	23,9	24,0	22,1
22,0	24,3	23,6	23,0	27,4	24,3	22,0	22,0	22,0	23,4	23,3	24,5	24,1	21,9
22,0	22,5	23,4	23,0	25,0	24,6	22,0	22,1	22,0	23,3	23,3	24,9	24,0	18,2
22,3	21,5	23,0	22,9	23,6	24,0	22,1	22,1	22,0	23,8	23,3	24,8	24,1	18,5
22,6	27,1	22,9	23,3	23,5	24,3	22,5	22,4	22,1	23,8	23,4	24,4	24,3	25,0
22,8	28,6	23,3	23,6	24,7	24,3	22,8	22,6	22,4	23,8	23,5	24,3	24,4	26,2
23,0	27,1	24,4	23,8	26,9	24,6	22,9	22,9	22,6	24,0	23,6	24,5	24,6	23,0
23,3	27,8	24,4	23,9	26,2	23,9	23,0	22,9	23,0	24,4	24,3	24,5	24,8	22,0
23,4	26,9	25,1	24,0	28,2	24,3	22,9	23,0	23,3	24,4	24,1	24,8	24,8	22,0
23,3	29,0	23,1	23,9	22,6	24,1	22,9	23,0	23,0	24,1	23,4	24,4	24,4	23,6
23,5	23,9	22,9	24,0	23,8	24,5	23,0	23,0	22,9	24,0	23,4	24,3	24,3	23,0
—	26,9	22,6	23,9	22,0	23,6	22,5	22,5	22,6	23,4	23,4	23,3	23,8	23,6
—	—	—	22,8	23,4	23,3	22,5	22,5	22,3	23,3	23,3	23,4	23,5	19,3
23,3	22,3	22,9	22,4	23,2	22,4	22,8	22,5	22,5	22,1	22,5	22,3	22,9	18,3
22,4	—	23,1	21,5	21,2	21,1	22,1	21,5	22,1	21,2	21,9	21,8	22,3	19,9
22,4	23,3	22,4	20,8	24,0	21,2	21,8	21,5	21,5	21,2	21,8	21,8	22,3	21,5
21,8	23,0	22,6	20,8	20,9	21,4	21,1	21,5	21,3	21,5	22,0	22,0	22,3	17,0
21,5	24,4	21,9	19,9	20,8	19,8	20,9	20,3	20,9	20,6	20,9	20,8	21,5	20,0
21,4	24,0	21,8	19,5	20,3	20,0	20,5	20,4	20,8	20,6	21,0	20,8	21,5	19,9
21,1	24,3	22,1	20,0	20,6	20,0	20,3	20,3	20,5	20,6	20,8	20,8	21,0	17,4
20,3	21,6	20,1	19,0	19,6	18,8	19,6	19,3	19,8	19,6	19,6	19,5	20,1	17,2
19,9	21,8	20,0	19,5	22,1	19,4	19,3	19,0	19,5	19,0	19,5	19,6	20,0	17,6
19,8	23,5	20,4	20,1	22,2	19,9	19,0	19,0	19,0	19,1	19,5	20,3	20,4	19,2
19,8	19,8	18,9	19,1	19,6	19,5	19,0	19,0	19,0	19,2	19,5	19,5	19,8	19,0
19,3	19,3	18,9	18,9	19,2	19,7	19,0	19,0	19,0	19,4	19,5	19,5	20,0	17,8
19,3	—	18,9	18,9	19,6	19,7	19,0	19,0	19,1	19,4	19,5	19,5	20,0	20,5
19,3	19,8	18,9	20,1	19,7	19,7	19,0	19,0	19,1	19,4	19,5	19,8	20,4	19,2
20,5	24,3	21,3	21,1	23,3	21,0	20,3	20,0	20,0	20,8	21,0	22,0	22,3	20,4
21,0	24,5	21,5	21,8	24,1	21,8	20,8	20,3	20,6	21,6	21,4	22,4	22,6	21,9
21,0	22,3	21,0	20,9	21,4	21,2	20,8	20,5	21,0	21,4	21,4	22,0	22,3	18,2
20,3	20,3	19,6	20,8	20,7	20,5	20,1	19,6	20,4	20,5	20,6	20,9	21,6	18,0
19,4	20,1	18,0	19,5	19,8	19,8	19,4	19,0	19,6	19,8	20,0	20,5	20,8	16,6

den Einfluss der Etagenhöhe in Betracht zog und endlich die Beobachtungen über einen längeren Zeitraum ausdehnte, so dass ausser den Tagesvariationen auch grössere periodische Schwankungen hervortreten konnten.

In bewohnten Häusern werden solche Beobachtungen leicht dadurch getrübt, dass einzelne Wände von den Kochheerden und Rauchfängen aus beträchtlich erwärmt werden; ferner kann in dichtbewohnten Räumen durch die Wärmeabgabe der Bewohner eine höhere Temperatur der inneren Wandfläche unterhalten werden. — Andererseits eignen sich die Gebäude, die man am leichtesten leerstehend finden und zur Benutzung erhalten kann, wie amtliche Gebäude, Theile von grösseren Etablissements etc., gerade am wenigsten zu solchen Untersuchungen, weil sie meist andere Bauart, andere Mauerdicke und Construction zur Schau tragen, als die Wohnungen der arbeitenden Bevölkerung, auf die hier namentlich Rücksicht genommen worden ist.

Zufällig fand ich eine sehr für meine Zwecke passende Lokalität in den Häusern Ackerstrasse 132 u. 133 im Nordviertel Berlins, die mir der Besitzer gütigst zur Disposition stellte. Es sind dies 6 hinter einander entlang der Strassenfront gebaute, unter sich nicht verbundene Häuser. Die Längsseiten sehen nach NNO resp. SSW; die schmalen, fensterlosen Seitenwände nach WNW resp. OSO; in der Folge werde ich die ersteren einfach als Nord- und Südwand, die letzteren als West- und Ostwand bezeichnen.

Sämmtliche Häuser haben incl. des Kellers 6 Etagen; in jeder Etage sind 9 Wohnungen für Familien, bestehend aus je 1 Zimmer von ca. 60 Cbm. Inhalt, 1 Kammer von ca. 20 Cbm. und daneben 1 Küche. In der Mitte jeder Etage zieht sich ein Corridor hin, an dessen einer Seite das Zimmer, an dessen anderer die zu derselben Wohnung gehörige Kammer und Küche liegen. Jedes Zimmer hat eine frei nach aussen liegende Wand von 12—13 □ M. Fläche, mit 2 Fenstern; jede Kammer eine freie Wandfläche von 4,5 □ M. mit 1 schmalen Fenster.

Der Abstand zwischen jedem Hause beträgt ca. 15 M.; in nächster Umgebung stehen keine Gebäude, die irgend von hemmendem Einfluss auf die Bestrahlung oder den Luftwechsel sein könnten.

Die Häuser sind vor 6 Jahren erbaut; in den ersten Jahren nach der Fertigstellung waren sie vollbewohnt und beherbergten damals etwa 2000 Seelen. Gegenwärtig beziffert sich die Bewohnerzahl auf etwa 600; der grössere Theil der Wohnungen steht somit leer, und es war mir daher nicht schwer, hier ganz unbewohnte Haushälften zu finden, die sich vorzüglich zu einer Untersuchung der hier interessirenden Verhältnisse eigneten.

In der oben beschriebenen Weise legte ich in die verschiedenen Aussen- und Innenwände Thermometer ein; und zwar immer in $1^1/_2$ Meter

Abstand vom Fussboden des Zimmers. Ausserdem war noch stets in der Mitte eines jeden Zimmers ein Thermometer aufgehängt. — Die Mehrzahl derselben wurde nur 3 Cm. tief von der inneren Wandfläche aus eingeschoben und dann festgekittet; nur in 4 Zimmern der 1. Etage wurde in die Ost-, West-, Nord- und Südwand je ein Thermometer tief eingesenkt und zwar bis zu 35 Cm. Tiefe. Die Dicke der Mauern betrug 50 Cm., so dass also die Angaben dieser Thermometer durchaus noch nicht etwa die Temperatur der Aussenfläche repräsentiren.

Die Südwand wird nur zu einem sehr kleinen Theil, nämlich von der 3. Etage an aufwärts, von der Sonne bestrahlt; die übrigen Etagen sind durch die gegenüberstehenden Häuser gegen die Mittagssonne geschützt; nur für kurze Zeit, während ihres höchsten Standes, erreicht die Sonne auch tiefere Partieen der Südwand.

Die Nordwand wird so gut wie gar nicht, nämlich nur am frühsten Morgen, bestrahlt; dagegen sind die fensterlosen Giebelwände, die nach O und W die Häuser abschliessen, einer starken langdauernden Bestrahlung ausgesetzt; und zwar die Ostwand von 7—1 Uhr Mittags, die Westwand von 1—7 Uhr Abends. Aus den beigefügten Zahlen ist nun dieser Einfluss der Bestrahlung sehr deutlich zu erkennen. Ich habe die Beobachtungen an einer grossen Anzahl von Wänden gemacht, theile aber im Folgenden nur eine Auswahl der instructivsten Resultate mit. Auf umstehender Tabelle habe ich die Ablesungen einiger Thermometer zusammengestellt; die beigefügten Curven sollen einen leichteren Ueberblick der hervortretenden Schwankungen gewähren. — Tafel 1 giebt zunächst den Ablauf der Tagesschwankungen von Thermometern, die in Wände der 1. Etage eingelegt waren. Die Einzelwerthe wurden durch Ablesungen ermittelt, die ich regelmässig alle 3 Stunden, Tag und Nacht hindurch, vornahm; auch die Aussentemperatur (im Schatten) wurde gleichzeitig registrirt. — Die zum Versuch ausgewählten Tage zeigten keine Wolkenbildung, welche die Sonnenstrahlung gehindert hätte; doch war die Luft etwas trübe, meist matter Sonnenschein und daher auch durchaus keine extreme Wärme. Dennoch tritt der Einfluss der Bestrahlung auf die Wandtemperaturen in charakteristischer Weise hervor.

Namentlich fallen die eigenthümlichen Curven der Ost- und Westwand in's Auge.

Das tiefe Thermometer der Ostwand zeigt, entsprechend der Bestrahlung von früh bis Mittag, Morgens ein rasches Steigen, das bis 3 Uhr, zuletzt in weniger steiler Curve andauert. Das Maximum wird an der äusseren Oberfläche der Mauer erheblich früher liegen, da ja die aufgenommene Wärme von dort bis zum Thermometer immer noch einen Weg von 15 Ctm. zurückzulegen hat. — Von 3^0 an sinkt dann die

Temperatur dieses Thermometers und erreicht Morgens gegen 6° ihr Minimum. Letzteres liegt meist absolut tiefer als die niedrigste Temperatur der nicht bestrahlten Wände, weil die Ostwand (ebenso wie die Westwand) vollkommen frei steht, und daher während der Nacht entsprechend stärker ausstrahlt und sich abkühlt.

Dass das Ansteigen der Wandtemperatur schon von 6° an beginnt, wo erst eben die Bestrahlung der äusseren Oberfläche anfängt, deutet darauf hin, dass ein anderer Einfluss schon vor dieser Zeit die weitere Abkühlung verhindert und schliesslich sogar eine gewisse Erwärmung herbeigeführt hat. Dieser Einfluss ist in dem allmählichen Steigen der Lufttemperatur zu suchen, das schon von Sonnenaufgang an beginnt; die erwärmten Luftschichten umspülen die äussere, tief unter Lufttemperatur abgekühlte Wandfläche, und geben an dieselbe so viel Wärme ab, dass ein geringes Ansteigen des Thermometers selbst in 15 Cm. Tiefe zu bemerken ist; jedoch beträgt dasselbe selbstverständlich nicht mehr als Bruchtheile eines Grades.

Die absolute Höhe des Maximum ist sehr beträchtlich; die Ostwand zeigt bei 30 Cm. Tiefe noch eine Temperatur, die sich um 7—8° über die der unbestrahlten Wände und über das Tagesmittel erhebt.

Die Schwankungen des oberflächlichen Thermometers der Ostwand sind natürlich bei weitem nicht so bedeutend, aber immerhin erheblich genug, um auf die Temperatur der Wohnräume und unserer Wärmeabgabe in entschiedenster Weise einzuwirken.

Maximum und Minimum sind entsprechend dem längeren Wege, den die Wärme bis nahe der inneren Wandoberfläche zurücklegen muss, verschoben; das Maximum liegt etwa um 9 oder 10 Uhr Abends; das Minimum um 9 Uhr Morgens. Letzteres wird einigermassen verwischt durch den Einfluss der steigenden Lufttemperatur, die sich bei geöffneten Fenstern auch im Innern dadurch bemerklich macht, dass sie eine weitere Abkühlung der Wand erschwert. Derselbe ist aber keineswegs bedeutend genug, um nun etwa zur Mittagszeit ein bemerkenswertheres Ansteigen des Thermometers zu veranlassen, sondern das Maximum tritt deutlich erst Abends spät als eine Folge der äusseren Bestrahlung auf. Die Zeit, die zwischen dem Maximum bei 35 Cm. Tiefe und dem Maximum bei 3 Cm. Tiefe liegt, beträgt ungefähr 6—7 Stunden; die Geschwindigkeit des Vorrückens ist selbstverständlieh anfangs weitaus am bedeutendsten und vermindert sich rasch mit der Abnahme der Temperaturdifferenz. — Dementsprechend wird auch die absolute Höhe des Maximums geringer; sie beträgt etwa 4° weniger als in 35 Cm. Tiefe; immerhin aber erwärmt sich die innere Oberfläche dieser Wand um mehr als $2^1/_2$° über die Temperatur der unbestrahlten Wände.

Ganz ähnlich verhält sich die Westwand. Während ihre Aussenfläche sich des Morgens allmählich unter dem Einfluss der steigenden Lufttemperatur erwärmt, beginnt vom Nachmittag an, wo die Sonnenstrahlen sie treffen, ein rasches Steigen der Temperatur; das Maximum liegt am tiefen Thermometer um 9° Abends, während dasselbe an der äusseren Oberfläche natürlich früher, noch ehe die abendlichen Sonnenstrahlen erheblicher schwächer werden, stattgehabt haben muss. — Die absolute Höhe des Maximums an dieser Wand ist noch grösser wie an der Ostwand. — In 3 Cm. Tiefe finden wir dagegen das Maximum um 3° Morgens; es liegt hier immer noch $3^1/_2{}^0$ über der Temperatur der unbestrahlten Wände und 6—7° über der gleichzeitigen Temperatur im Freien. — Auch bei der Westwand dauert der Durchgang der Wärme von 35 bis 3 Cm. Tiefe etwa 6 Stunden; also eine etwas kürzere Zeit wie bei der Ostwand, weil es sich dort um geringere Temperaturdifferenzen handelte.

Die Südwand wird, wie erwähnt, nur sehr kurze Zeit über Mittag bestrahlt; der Effect ist an dem Thermometer in 35 Cm. Tiefe noch an einem geringen Steigen um 1—2° zu erkennen. An dem oberflächlichen Thermometer ist von dieser kurz dauernden Wirkung kaum mehr etwas wahrzunehmen; die Temperaturdifferenz verringert sich auf $^1/_2$—1 Grad und die Temperaturlinie der oberflächlichen Südwand zeigt in Folge dessen nur eine ganz schwache Erhebung zur Nachtzeit.

Für die Nordwand endlich, die so gut wie gar nicht bestrahlt wird, zeigt das oberflächliche Thermometer gar keine Tagesschwankung; ihre Temperaturcurve geht der mittleren Tagestemperatur annähernd parallel. Das 35 Cm. tiefe Thermometer erfährt eine geringe Steigung am Nachmittag und Abend, höchstens bis zu 1 Grad; dieselbe rührt offenbar von der Erwärmung durch die auf das Maximum erhitzte Aussenluft her. Es darf nicht auffallen, dass an der inneren Wandfläche kein eben solcher Effect zu bemerken ist; ich habe schon oben gezeigt, dass dazu viel bedeutendere Luftmengen gehören, als selbst bei reichlichster Ventilation in ein Zimmer eindringen.

Die Tagestemperaturen der Wände sind nun ausserdem noch verschieden nach der Etagenhöhe. Das Haus wird durch die Bestrahlung des Daches auch von oben her beträchtlich erwärmt. Die Decke des Zimmers in der obersten Etage erhitzt sich demgemäss auf einen sehr hohen Grad und ertheilt auch der Luft des Zimmers eine wesentlich höhere Temperatur.

Im Gegensatz dazu verursachen die kalten Wände des Kellers eine Temperatur, die oft 10° unter der Lufttemperatur liegt; ebenso ist der kalte Fussboden des Parterres noch im Stande, eine merkliche Abkühlung zu bewirken. Zwischen diesem extrem erhitzten und besonders kühlen Etagen gruppiren sich die übrigen. Der aufsteigende Luftstrom, der sich in Folge der Temperaturdifferenz und ausserdem auf Grund der in jeder Etage vorhandenen und thätigen Wärmequellen entwickelt, trägt noch weiterhin zu dem dauernden Bestehen dieser Contraste zwischen den einzelnen Stockwerken bei.

An diesen Differenzen betheiligen sich selbstverständlich sämmtliche Wände; alle finden in den unteren Etagen weitaus günstigere Bedingungen für ihre Abkühlung, während sie in den oberen in einer stets hoch temperirten Umgebung, und theilweise selbst von dem erhitzten Dache bestrahlt, weit höhere Wärmegrade zeigen müssen.

Die hervortretenden Temperaturdifferenzen sind sogar ganz auffällig hoch; nach der Tafel 2, die einen Ueberblick über diese Verhältnisse geben soll, beträgt dieselbe zwischen Keller und 4. Etage 4—5°; die bestrahlten Ost- und Westwände des Erdgeschosses zeigen danach nicht höhere Temperaturen als die unbestrahlte Nordwand der 4. Etage.

Weiter ist es von Interesse, den Verlauf der Wandtemperaturen während einer längeren Periode und ihren Anschluss an die Tagestemperaturen zu betrachten. Die Tafel 3 soll hierüber orientiren. 3a zeigt die Temperatur der unbestrahlten Nordwände vom Keller, Parterre, 1. und 4. Etage; in 3b sind die Temperaturen der tiefen und oberflächlichen Thermometer der Ost- und Westwand eingetragen. Die gezeichneten Tagesschwankungen sind nicht etwa sämmtlich genau so beobachtet, sondern es wurde mehrfach aus 1 bis 2 Ablesungen, die zu bestimmten Stunden vorgenommen waren, nach der Tafel 1 die jedesmalige Tagescurve construirt. In Wirklichkeit fallen natürlich an Tagen mit fehlender Sonnenstrahlung diese Curven erheblich anders aus; ich glaubte aber gerade durch ein solches ideales Bild eine bessere Uebersicht über die Anlehnung der einzelnen Wandtemperaturen an die Aussentemperatur und an das Tagesmittel geben zu können.

So tritt z. B. auf Tafel 3a deutlich hervor, wie die unbestrahlten Wände sich nicht etwa unmittelbar an das Mittel der Lufttemperatur anlehnen; sondern dieselben zeigen erstens geringere Excursionen, die Differenzen werden bedeutend abgeschwächt; und zweitens werden die Schwankungen in Folge der ausserordentlich langsam vor sich gehenden Erwärmung und Abkühlung der Wände verschoben, so zwar, dass nicht selten die Wandtemperatur erst anfängt zu sinken, wenn die Tagestemperatur bereits wieder steigt, und umgekehrt. Selbstverständlich kommt es daher zu einer häufigen Begegnung von Extremen, z. B. am 14., 17., 19., 26. August.

Im Ganzen ist aus allen diesen Zahlen deutlich der Charakter der

Wände als wärmeaufspeichernde Reservoire zu erkennen, die wesentlich ausgleichend wirken — aber in oft sehr unerwünschter Weise. — Namentlich ist es von Bedeutung, dass die Wände häufig im Stande sind, dann die Temperatur unserer Wohnungen so beträchtlich zu erhöhen, wenn ausserhalb derselben die Temperatur sinkt und das Minimum erreicht. Dadurch allein wird es ermöglicht, dass wir innerhalb unserer Wohnungen leicht einer fortdauernden Einwirkung extrem hoher Temperaturen ausgesetzt werden. — Ich habe gezeigt, dass die Erwärmung der inneren Oberflächen der bestrahlten Wände bis zu $3^1/_2{}^0$ über die nicht bestrahlten hinausreicht; und dass das Maximum dieser Erwärmung fast stets zur Abend- und Nachtzeit eintritt, nämlich bei der Ostwand etwa um 9^0 Abends, bei der Südwand um 12^0, und bei der Westwand um 3^0 Nachts. Damit werden an und für sich zwar nicht so hohe Temperaturen erreicht wie am Tage; aber es ist nach den vorausgeschickten Berechnungen leicht einzusehen, dass diese Erwärmung der Wände auf die Wärmeabgabe von unserem Körper mindestens ebenso hindernd einwirkt, wie eine Erhöhung der Lufttemperatur um die mehr als doppelte Anzahl von Graden; und dass wir somit unter Umständen in unseren Wohnungen dauernd in Verhältnissen leben, die eine Entwärmung des Körpers auf's äusserste erschweren.

Dabei muss ich noch ausdrücklich darauf hinweisen, dass die mitgetheilten Zahlen keineswegs den hohen Temperaturen entsprechen, die in unserem Klima gar nicht selten an besonders heissen Tagen auftreten. Der Sommer 1878 eignete sich eben in so fern schlecht zu den vorliegenden Untersuchungen, als es nur wenig heitere, warme Tage gab, und niemals solche, deren Temperatur das Mittel erheblich überschritt.

2. Die Ventilationsgrösse der Wohnungen im Hochsommer.

Es ist sehr schwer, aus den bis jetzt vorliegenden Bestimmungen der Ventilationsgrösse von Wohnräumen Anhaltspunkte zu entnehmen, um selbst nur oberflächlich abzuschätzen, wie viel frische Luft zur Zeit des Hochsommers ohne besondere Vorkehrungen zur Lüftung, also durch die sogenannte natürliche Ventilation in kleinere Wohnzimmer und namentlich in Schlafkammern eintritt.

Man darf nicht etwa der Meinung sein, als ob die Kenntniss einzelner solcher Grössen überhaupt nichts nütze, weil doch die Zufuhr von frischer Luft grossentheils in die Willkür der Bewohner gelegt sei, und das Maass der natürlichen Ventilation jederzeit um ein Vielfaches erhöht werden könne durch Oeffnen von Fenstern und Thüren etc.

Zieht man wesentlich die Verhältnisse zur Nachtzeit in Betracht, so kann man von einer willkürlichen Aenderung des Luftwechsels ganz absehen; dass Angehörige der arbeitenden Volksklassen bei fortwährend geöffnetem Fenster schlafen, kommt so gut wie gar nicht vor; der Effect des vorübergehenden Lüftens vor dem Schlafengehen ist aber völlig bedeutungslos, wie später noch gezeigt werden wird; und selbst die Ventilationsgrösse durch ein dauernd geöffnetes Fenster lässt sich in Durchschnittszahlen ausdrücken.

Ferner kommt es hier nicht darauf an, den natürlichen Luftwechsel so genau kennen zu lernen, dass man jeder Aenderung desselben je nach der Temperatur, der Windstärke etc. Rechnung tragen kann; sondern es ist nichts weiter nöthig, als viele hochgegriffene Zahlen für die Ventilation an heissen Sommertagen und in kleinen Wohnungen festzustellen und es wird sich dann fragen, ob diese Zahlen häufig in solchen Grenzen sich bewegen, dass eine Beeinträchtigung der Wärmeabgabe und des Gasaustausches daraus hergeleitet werden muss.

Die bisherigen Ventilationsbestimmungen[1] sind namentlich deshalb für die hier beabsichtigten Ermittelungen schlecht brauchbar, weil dieselben meist zur Winterszeit und also bei bedeutenden Temperaturdifferenzen zwischen Aussen und Innen angestellt wurden; ferner betrafen sie gewöhnlich nur grosse Gebäude, wie Fabriken, Schulen, und meist solche Räume, die durch künstliche Vorrichtungen ventilirt waren.

Aus den wenigen Einzelbestimmungen, die über die Ventilation von Wohnräumen bei geringer Temperaturdifferenz gemacht sind, lassen sich aber keine weiteren Schlüsse ziehen, weil die Gesetzmässigkeiten der Ventilation noch zu wenig erkannt sind.

Man kann bisher nicht einmal für ein und denselben Wohnraum unter veränderten äusseren Bedingungen die Ventilationsgrösse construiren. Es ist nur festgestellt, dass im Allgemeinen die Ventilationsgrösse zunimmt, mit dem Wachsen der Temperaturdifferenz und mit dem Druck des Windes; aber es fehlt die Kenntniss des genauen quantativen Wirkungswerthes dieser Einflüsse, welche allein weitere Schlüsse auf das Ventilationsvermögen des Zimmers gestatten würde. Daher bestimmte man bis jetzt immer nur die momentane Ventilationsgrösse eines Wohnraumes, kann aber noch nicht die Constanten berechnen, mittelst deren es möglich sein würde, für beliebig variirte Bedingungen die Ventilationsgrösse desselben Raumes zu ermitteln.

---

[1] Pettenkofer, Ueber den Luftwechsel in Wohngebäuden, München 1858. Märker, Ueber den CO_2gehalt der Stallluft, Göttingen 1869. Schürmann, 4. und 5. Jahresber. der chemischen Centralstelle zu Dresden, Dresden 1876. Forster, l. c.

Erst Recknagel[1] hat neuerdings eine Lösung dieser Aufgabe versucht. R. bestimmt durch Messungen mit dem Differentialmanometer, in Verbindung mit Bestimmungen des gesammten Luftwechsels das Lüftungsvermögen eines Zimmers, d. h. die Luftmenge, welche stündlich in ein Zimmer ein- oder aus demselben ausgeführt wird, wenn der am Boden stattfindende Ueberdruck der äusseren Luft über die innere 1 Mm. Wasser beträgt.

Dadurch ist jedenfalls ein bedeutender Schritt zur Erforschung der Ventilationsbedingungen vorwärts gethan. Immerhin sind wir aber noch nicht am Ziele der Forschung angelangt, als welches R. sichere Grundlagen für Vorausberechnung desjenigen Effectes bezeichnet, welcher bei bestimmter Temperaturdifferenz, sowie bei bestimmter Stärke und Richtung des Windes für einen jeden ventilatorisch untersuchten Raum zu erwarten ist.

Noch viel weniger ist es möglich, von einem genau untersuchten Raume aus Schlüsse für beliebige andere Räume zu ziehen. Die Grösse der frei nach aussen stehenden ventilirenden Wandfläche ist natürlich von wesentlichem Einfluss auf die Grösse der Porenventilation, aber andererseits kommt nicht minder die Durchlässigkeit des Baumaterials in Betracht, und diese ist eine so ausserordentlich wechselnde und je nach der Bauart selbst bei gleichem Material so grundverschiedene, dass von einer Vergleichung verschiedener Wohnräume keine Rede sein kann.

Dazu kommt, dass neben der Porenventilation noch eine Luftzufuhr durch solche zufällige Ritzen und Fugen stattfindet, die einen grösseren Durchmesser als capillare Röhren haben; und dass dieser Antheil der Ventilation ein gänzlich inconstanter ist. Auch hier wird es allerdings eine gewisse Grenze geben; eine zu ergiebige Luftzufuhr durch solche Undichtigkeiten macht sich dem Bewohner in lästiger Weise bemerkbar und wird daher im Allgemeinen ein gewisses Maass nicht überschreiten. Aber irgend eine Vorausberechnung der Ventilation von Wohnräumen wird durch diesen wechselnden Factor ganz unmöglich.

Angesichts derartiger rechnerischer Schwierigkeiten kann eine Kenntniss der durchschnittlichen Ventilationsgrösse kleiner Wohnungen im Hochsommer nur gewonnen werden durch eine Reihe directer Bestimmungen. Ergeben sich bei diesen sehr zahlreiche und bedeutende Abweichungen, so ist überhaupt eine Durchschnittsgrösse, wie sie für die vorliegende Frage von Werth ist, nicht aufzustellen; variiren aber die Resultate, abgesehen von einigen Extremen, nicht erheblich, so kann man

[1] Sitzungsber. der math.-phys. Classe der k. b. Ak. d. Wiss., München 1878, IV. u. Zeitschr. f. Biol. Bd. XV p. 1.

sich sehr wohl eine zahlenmässige Vorstellung machen von der Luftmenge, die in kleinen Wohnungen sich an der Aufnahme der Respirationsproducte und der Körperwärme betheiligt.

Zu der Ausführung solcher Bestimmungen wählte ich zunächst eine grosse Reihe von Zimmern, die sowohl durch ihre Lage in verschiedener Etagenhöhe und nach verschiedener Himmelsrichtung, wie auch durch durch die Grösse der ventilirenden Wandfläche erheblich von einander differirten. Eine solche Auswahl von Zimmern stand mir in den schon beschriebenen Häusern der Ackerstrasse zu Gebote. Die Bestimmungen der Ventilationsgrösse wurden gleichzeitig in möglichst vielen Räumen gemacht, um so die örtlichen Differenzen festzustellen; dann aber wurden sie auch in denselben Zimmern zu wechselnden Zeiten und namentlich an Tagen mit verschiedenen Temperaturdifferenzen und verschiedener Windstärke wiederholt, um so die zeitlichen Differenzen kennen zu lernen.

Nur hatte ich in den frei liegenden Häusern der Ackerstrasse keine Gelegenheit, die Ventilationsgrösse eines weitverbreiteten Berliner Wohnungstypus zu studiren, nämlich der nach rings umschlossenen, engen Höfen hinaus gelegenen Wohnungen. Ein solches Zimmer fand ich in in der 3. Etage eines Hauses der Dorotheenstrasse, welches einen schornsteinartigen Hof einschliesst, und dieses Zimmer habe ich daher mit zu meinen Ventilationsbestimmungen herangezogen.

Das Verfahren bei diesen Untersuchungen war im Ganzen dasselbe, welches von Pettenkofer und seinen Schülern in Anwendung gezogen ist. Nur liess ich die CO_2 nicht von Menschen produciren, sondern wählte ein jedenfalls genaueres und in jeder Beziehung schärfer controlirbares Verfahren, indem ich die leer stehenden Wohnräume gleichsam von brennenden Kerzen bewohnen liess. Je nach der Grösse der Zimmer wurden 2—6 und mehr Stearinkerzen in weiter Entfernung aufgestellt und mehrere Stunden brennen gelassen. Anfangs wog ich immer den unverbrannten Antheil zurück, um die verbrannte Menge Stearin zu erfahren; als sich aber herausstellte, dass innerhalb der geschlossenen Wohnräume von denselben Kerzen immer ganz annähernd gleichviel Stearin verbraucht wurde, bestimmte ich einfach die Zeit, während welcher die Kerzen gebrannt hatten und berechnete daraus die producirte CO_2. Die benutzten Kerzen wogen jede 135 Grm.; pro Stunde verbrannten 9,6 Grm. Stearin, folglich wurden stündlich 13,5 Liter CO_2 producirt (100 Grm. Kerze = 75,38 Grm. C und 12,53 Grm. H; folglich 1 Grm. Kerze = 2,764 Grm. CO_2 = 1,404 Lit. CO_2). Die Dauer des einzelnen Versuchs, zu dessen Beginn und Ende je eine CO_2-Bestimmung gemacht wurde, schwankte gewöhnlich zwischen 3 und 6 Stunden; die erhaltenen

Resultate wurden nach der Hagenbach'schen Formel[1] berechnet, die Jacoby[2] mit Recht der Seidel'schen Formel vorzieht in den Fällen, wo die CO_2-Production auf Kosten gleicher O-Mengen der Zimmerluft geschieht. — Ein Versuch, nach der einfacheren Formel von Kohlrausch zu rechnen, führte zu ganz abweichenden Resultaten. Die Hagenbach'sche Formel bietet auch durchaus nicht zu viel rechnerische Schwierigkeiten. Dieselbe lautet:

$$log.\ nat.\ \frac{K_1 - K - \frac{mq}{V}}{K_2 - K - \frac{mq}{V}} = \Theta \,.\, U$$

und es bedeutet darin:

$V =$ die Menge der pro Zeiteinheit eintretenden frischen Luft in Cubm.
$E =$ den Cubikinhalt des untersuchten Wohnraums in Cubm.
$\frac{V}{E} = U =$ den Ventilationscoëfficienten, d. h. also das Verhältniss der in der Zeiteinheit zutretenden Luftmenge zum Luftraum des Zimmers.
$q =$ die CO_2-Production einer CO_2-Quelle pro Zeiteinheit (in Cubm.).
$m =$ die Anzahl der CO_2-Quellen.
$\Theta =$ die Zeitdauer in Zeiteinheiten.
$K_1 =$ den CO_2-Gehalt der Zimmerluft in Anfang von Θ }
$K_2 =$ denselben zu Ende von Θ } in Cubm.
$K =$ den CO_2-Gehalt der eintretenden Luft }

Als Zeiteinheit ist in den folgenden Versuchen meistens die Viertelstunde angenommen.

Die Berechnung nach dieser Formel ist scheinbar deshalb sehr langwierig, weil die Unbekannte V in beiden Seiten der Gleichung enthalten ist und daher die Berechnung durch Einsetzen von Probewerthen erfolgen muss. Doch genügen unter allen Umständen 2—3 Versuche, um einen Annäherungswerth zu ermitteln, und alsdann kommt man durch einmalige Bildung des Differentialquotienten zu einem hinreichend genauen, definitiven Resultat.

Der Jacoby'sche Aufsatz, der kurz vor Anstellung meiner Versuche erschien, mir aber erst später bekannt wurde, enthält ein beachtenswerthes Verfahren, das sichere Resultate mit ganz einfacher Formel auszurechnen gestattet; zu dem Zwecke ist es nur nöthig, eine CO_2-Bestimmung nach der Pettenkofer'schen Methode mittelst des gebogenen Rohres, zu machen, welche dann den wahren durchschnittlichen CO_2-Gehalt während der Versuchszeit angiebt. Dies Verfahren wird nament-

[1] S. Breiting, Untersuchungen etc., Basel 1871.
[2] Ueber Ventilationsformeln, Zeitschr. f. Biol. XIV, 1.

Ventilationsbestimmungen im Hofzimmer in der Dorotheenstrasse.

Datum	E = Cubikinhalt des Versuchsraums.	q = CO_2 production einer CO_2 quelle.	m = Zahl der CO_2-quellen	Θ = Zeitdauer in Stunden	K = CO_2gehalt der eintretenden Luft	K_1 = CO_2gehalt zu Anfang des Versuchs	K_2 = CO_2gehalt zu Ende des Versuchs	V = Cubm. pro Stunde eintretender Luft	U = $\frac{V}{E}$ pro Stunde	U = pro Viertelstunde	Temperaturdifferenz zwischen aussen und innen
5. Juni Abends	35 Cubm.	0,0135 Cubm.	2	∞	0,0004	—	0,0023	14,2	0,406	0,1015	6 . 8
5. Juni 6° Früh	35 „	0,0135 „	2	∞	0,0004	—	0,0021	15,9	0,454	0,1135	8 . 6
14. Juni Früh	35 „	0,0135 „	2	∞	0,0004	—	0,0028	11,25	0,321	0,0803	2 . 6
14. Juni Abends	35 „	0,0135 „	2	∞	0,0004	—	0,0024	13,5	0,386	0,0965	3 . 7
15. Juni Früh	35 „	0,0135 „	2	∞	0,0004	—	0,0021	15,9	0,454	0,1135	4 . 7
15. Juni Abends	35 „	0,0135 „	2	∞	0,0004	—	0,0028	11,25	0,321	0,0803	3 . 8
16. Juni Abends	35 „	0,0135 „	2	∞	0,0004	—	0,0021	16,0	0,457	0,1142	8 . 2
17. Juni Früh	35 „	0,0135 „	2	∞	0,0004	—	0,0024	13,5	0,386	0,0965	5 . 7
17. Juni Abends	35 „	0,0135 „	2	∞	0,0004	—	0,0028	11,25	0,321	0,0803	3 . 2
18. Juni Früh	35 „	0,0135 „	2	∞	0,0004	—	0,0024	13,5	0,386	0,0965	4 . 3
18. Juni Abends	35 „	0,0135 „	2	∞	0,0004	—	0,0029	10,5	0,311	0,0777	1 . 8
19. Juni Früh	35 „	0,0135 „	2	∞	0,0004	—	0,0026	12,3	0,351	0,0877	2 . 8

lich für Solche, die weitläufigere Rechnungen scheuen, von besonderem Werth sein.

In dem kleinen Hofzimmer der Dorotheenstrasse konnte ich eine bedeutende Vereinfachung der Untersuchung einführen. Bekanntlich steigt der CO_2gehalt bei fortlaufender Production anfangs rasch und allmählich immer langsamer; und nach einer gewissen Zeit ist die Zunahme des CO_2gehalts so geringfügig, dass sie für unsere Methoden nicht mehr messbar ist; alsdann ist der Wohnraum gleichsam mit CO_2 gesättigt; die neu producirte CO_2 vertheilt sich daher lediglich auf die zuströmende frische Luft und der im Raume gefundene Procentgehalt an CO_2 ist gleich der in der Zeiteinheit producirten CO_2menge vertheilt auf die in der Zeiteinheit zugetretene Luftmenge V. Man hat in solchem Falle also nach der einfachen Formel $V = \frac{mq}{K_2 - K}$ zu rechnen.

Ich habe nun einfach die CO_2production dauernd Tag und Nacht fortgehen lassen, so dass ich immer jenen Sättigungszustand des Raumes voraussetzen konnte; die Lichter, deren jedes erst nach 14 Stunden aufgezehrt war, wurden vor Ablauf dieser Zeit immer wieder erneuert. — Eine einzige CO_2-Bestimmung ergab unter diesen Umständen sofort die augenblickliche Ventilationsgrösse. — Namentlich leicht liessen sich hier die zeitlichen Schwankungen längere Zeit hindurch verfolgen; auf der Tafel 4 sind die Ventilationsgrössen mit den Temperaturdifferenzen zusammengestellt und man sieht wie genau beide zusammen gehen und wie nur selten der Einfluss des Windes eine geringfügige Abweichung bewirkt. Die Windstärke ist übrigens nur nach den Zahlen verzeichnet, die auf der meterologischen Station durch empirische Schätzung gewonnen werden.

Von besonderem Interesse ist es, dass die absoluten Schwankungen so wider Erwarten gering sind. Sie bewegen sich nur zwischen 10,9 und 16,0 für V, oder zwischen 0,312 und 0,457 für U pro Stunde = 0,078 und 0,114 pro Viertelstunde. Dabei wurde absichtlich der sehr undichte Verschluss der Thüre und des Fensters ungeändert gelassen.

Aehnliche Werthe ergeben nun auch meine zahlreichen Versuche in der Ackerstrasse. In den folgenden Tabellen sind sowohl die gleichzeitig an einem Tage vorgenommenen Versuche, wie auch die an verschiedenen Tagen in ein- und demselben Zimmer erhaltenen Resultate verzeichnet. Absichtlich wurden keine Tage mit sehr hohen Temperaturen gewählt. Dieselben schwankten vielmehr zwischen 17,5 und 20,5°, und die Differenz der inneren und äusseren Temperatur zwischen 2,5 und 6°.

Ausserdem ist wohl zu bedenken, dass es sich hier überall um Wohnungen handelte, die seit langer Zeit leer standen. Fast in keiner schlossen die Fenster; zersprungene Scheiben gehörten nicht zu den Seltenheiten und ebenso undicht waren die Thüren.

Ventilationsgrösse der Wohnräume in der Ackerstrasse 132.

Datum und Bezeichnung des Versuchsraums.	E = C.-J. des Versuchsraums	q = CO_2production einer CO_2-quelle pro Zeiteinheit.	m = Zahl der CO_2-quellen.	Θ = Zeitdauer in Viertelstunden.	K = CO_2gehalt der eintretenden Luft.	K_1 = CO_2-gehalt im Versuchsraum zu Anfang,	K_2 = dito zu Ende des Versuchs.	V = C.-M. eintretende Luft pro Viertelstunde	$U = \frac{V}{E}$ pro Viertelstunde.
11. Juli.									
Keller, Nordzimmer.	60,0	0,003375	2	24	0,0004	0,0004	0,00155	5,37	0,0895
Parterre, Südz.	20,0	0,003375	2	24	0,0004	0,0004	0,00406	1,583	0,0792
„ Nordz.	65,0	0,003375	3	24	0,0004	0,0004	0,00237	3,94	0,0606
„ Ostz.	68,0	0,003375	3	23	0,0004	0,0004	0,00228	4,0	0,059
I. Etage, Südz.	20,0	0,003375	2	17	0,0004	0,0004	0,00337	1,768	0,0884
„ „ Nordz.	65,0	0,003375	3	20	0,0004	0,0004	0,00174	6,55	0,1008
„ „ Ostz.	68,0	0,003375	3	17	0,0004	0,0004	0,00163	6,69	0,0984
II. Etage, Südz.	19,0	0,003375	2	16	0,0004	0,0004	0,00288	2,38	0,125
„ „ Nordz.	62,0	0,003375	2	15	0,0004	0,0004	0,00156	3,1	0,05
12. Juli.									
Keller, Nordz.	60,0	0,003375	2	22	0,0004	0,0004	0,00121	7,87	0,1312
Parterre, Südz.	20,0	0,003375	2	21	0,0004	0,0004	0,00327	2,09	0,1045
„ Nordz.	65,0	0,003375	3	21	0,0004	0,0004	0,002	5,08	0,0782
„ Ostz.	68,0	0,003375	3	21	0,0004	0,0004	0,00206	4,57	0,0687
I. Etage, Südz.	20,0	0,003375	2	21	0,0004	0,0004	0,00347	1,9	0,095
„ „ Nordz.	65,0	0,003375	3	19,5	0,0004	0,0004	0,00176	6,3	0,097
„ „ Ostz.	68,0	0,003375	3	20	0,0004	0,0004	0,00162	7,64	0,1123
II. Etage, Südz.	19,0	0,003375	2	19,5	0,0004	0,0004	0,003	2,37	0,1246
„ „ Nordz.	62,0	0,003375	2	19	0,0004	0,0004	0,0016	3,95	0,0637
16. Juli.									
Keller, Südz.	60,0	0,003275	4	14	0,0004	0,0004	0,00296	1,85	0,030
„ Südkammer.	18,0	0,003375	4	12	0,0004	0,0004	0,0053	2,05	0,114
Parterre, Südz.	65,0	0,003375	4	14	0,0004	0,0004	0,00215	5,2	0,08
„ Südk.	20,0	0,003375	4	13	0,0004	0,0004	0,004205	3,05	0,1525
„ Ostz.	68,0	0,003375	6	11	0,0004	0.0004	0,00267	4,9	0,072
I. Etage, Südz.	65,0	0,003375	4	14	0,0004	0,0004	0,001716	8,6	0,132
„ „ Südk.	20,0	0,003375	4	12	0,0004	0,0004	0,00427	2,8	0,14
II. Etage, Südz.	62,0	0,003375	4	12	0,0004	0,0004	0,00195	6,2	0,10
„ „ Südk.	19,0	0,003375	4	12	0,0004	0,0004	0,00426	2,9	0,1526
17. Juli.									
Keller, Nordz.	60,0	0,003375	4	21	0,0004	0,0004	0,00254	5,3	0,0883
„ Nordk.	18,0	0,003375	3	14	0,0004	0,0004	0,00581	1,0	0,0555
Parterre, Nordz.	65,0	0,003375	4	23	0,0004	0,0004	0,00336	3,0	0,0462
„ Nordk.	20,0	0,003375	3	14	0,0004	0,0004	0,00554	0,9	0,045
„ Ostz.	68,0	0,003375	6	23	0,0004	0,0004	0,00430	3,4	0,05

Ventilationsgrösse der Wohnräume in der Ackerstrasse 132.

Datum und Bezeichnung des Versuchsraums.	E = C.-J. des Versuchsraums	q = CO_2 production einer CO_2-quelle pro Zeiteinheit.	m = Zahl der CO_2-quellen.	Θ = Zeitdauer in Viertelstunden.	K = CO_2 gehalt der eintretenden Luft.	K_1 = CO_2-gehalt im Versuchsraum zu Anfang.	K_2 = dito zu Ende des Versuchs.	V = C.-M. eintretende Luft pro Viertelstunde	$U = \frac{V}{E}$ pro Viertelstunde.
17. Juli.									
I. Etage, Nordz.	65,0	0,003375	4	21	0,0004	0,0004	0,00216	6,8	0,1046
„ „ Nordk.	20,0	0,003375	3	14	0,0004	0,0004	0,00556	0,96	0,048
„ „ Ostz.	68,0	0,003375	6	21	0,0004	0,0004	0,003054	6,25	0,0978
„ „ Westz.	68,0	0,003375	6	19	0,0004	0,0004	0,00260	8,32	0,1223
II. Etage, Nordz.	62,0	0,003375	4	21	0,0004	0,0004	0,00290	4,0	0,0645
„ „ Nordk.	19,0	0,003375	3	14	0,0004	0,0004	0,00393	2,36	0,1245
19. Juli.									
I. Etage, Ndz. (B)	65,0	0,003375	8	3,5	0,0004	0,0004	0,00161	7,15	0,11
„ „ Ostz. (A)	68,0	0,003375	8	$3^1/_3$	0,0004	0,0004	0,00153	6,75	0,0993
„ „ Ndz. (C) (nicht gedichtet)	65,0	0,003375	12	8	0,0004	0,0004	0,003955	5,9	0,091
20. Juli. (Beide Zimmer gedichtet.)									
I. Etage, Ndz. (B)	65,0	0,003375	8	$3^1/_3$	0,0004	0,00073	0,00205	1,3	0,02
„ „ Ostz. (A)	68,0	0,003375	8	3,5	0,0004	0,00071	0,00202	1,6	0,0235
1. August.									
I. Etage, Ndz. (B) (gedichtet)	65,0	0,003375	8	8	0,0004	0,0004	0,00302	4,03	0,06194
5. August.									
Nordz. (B) nach dem ersten Firniss	65,0	0,003375	4	11	0,0004	0,000848	0,002464	2,7	0,0456
6. Aug. Morg.									
Dasselbe	65,0	0,003375	4	7	0,0004	0,00054	0,001687	4,0	0,0616
dito Abends, nach dem ersten Oelanstrich	65,0	0,003375	6	6	0,0004	0,00107	0,00235	4,8	0,0739
7. August dito	65,0	0,003375	6	6	0,0004	0,0004	0,00191	4,8	0,0739
10. August									
Nordz. (C)	65,0	0,003375	13	8	0,0004	0,000727	0,004725	4,6	0,0708
Nordz. (B)	65,0	0,0259		6	0,0004	0,000787	0,002798	2,9	0,0449
12. August.									
I. Etage, Ndz. (B)	65,0	0,0259		6	0,0004	0,00077	0,00272	3,4	0,0523
„ „ Ndz. (C)	65,0	0,003375	13	8	0,0004	0,000542	0,0043	6,0	0,0923
„ „ Ostz. (A)	68,0	0,0259		6	0,0004	0,000887	0,00247	5,9	0,0868
12. August.									
Ndz. C, I. Etage	65,0	0,003375	6	5	0,0004	0,00068	0,0019	4,8	0,0739
Ndz., IV. Etage	58,0	0,003375	8	$3^1/_2$	0,0004	0,001065	0,002484	2,7	0,0466

Schwankungen der Ventilationsgrösse einzelner Zimmer an verschiedenen Tagen.

			$U =$
Keller,	Nordzimmer	11. Juli	0,0895
„	„	12. „	0,1312
„	„	17. „	0,0883
„	Nordkammer	17. „	0,0555
„	Südzimmer	16. „	0,030
„	Südkammer	16. „	0,114
Parterre,	Nordzimmer	11. „	0,0606
„	„	12. „	0,0782
„	„	17. „	0,0462
„	Nordkammer	17. „	0,45
„	Südzimmer	11. „	0,0792
„	„	12. „	0,1045
„	„	16. „	0,08
„	Südkammer	16. „	0,1525
„	Ostzimmer	11. „	0,059
„	„	12. „	0,0687
„	„	16. „	0,072
„	„	17. „	0,05
I. Etage,	Nordzimmer (B)	11. „	0,1008
„	„ „	12. „	0,097
„	„ „	17. „	0,1046
„	„ „	19. „	0,11
„	„ „	20. „	0,02 (verklebt)
„	„ „	1. Aug.	0,06194
„	„ „	5. „	0,0456
„	„ „	6. „	0,0616
„	„ „	6. „	0,0739
I. Etage,	Nordzimmer (B)	7. Aug.	0,0739
„	„ „	10. „	0,0449
„	„ „	12. „	0,0523
„	Nordzimmer (C)	19. Juli	0,091
„	„ „	10. Aug.	0,0708
„	„ „	12. „	0,0923
„	„ „	12. „	0,0739
„	Nordkammer	17. „	0,048
„	Südzimmer	11. Juli	0,0884
„	„	12. „	0,095
„	„	16. „	0,132
„	Südkammer	16. „	0,14
„	Ostzimmer (A)	11. „	0,0984
„	„ „	12. „	0,1123
„	„ „	17. „	0,0978
„	„ „	19. „	0,0993
„	„ „	20. „	0,0235 (verklebt)
„	„ „	12. Aug.	0,0868
„	Westzimmer	17. Juli	0,1223
II. Etage,	Nordzimmer	11. „	0,05
„	„	12. „	0,0637
„	„	17. „	0,0645
„	Nordkammer	17. „	0,1245
„	Südkammer	11. „	0,125
„	„	12. „	0,1246
„	„	16. „	0,10
„	„	16. „	0,1526
IV. Etage,	Nordzimmer	12. Aug.	0,0466

Mit Rücksicht auf die geschilderte Verschiedenheit der Wohnräume muss die Gleichmässigkeit dieser Resultate überraschen. Nur einzelne Räume erheben sich mit ihrer Ventilationsgrösse über den Durchschnitt, so z. B. einige der Kammern, und zwar weil hier die nach der anstossenden Küche führende Thür überhaupt nicht verschliessbar war; ferner eine der Südkammern der 1. Etage, weil hier eine Fensterscheibe gänzlich fehlte. — Alle diese grossen abnormen Oeffnungen haben aber wiederum einen auffallend geringen Effect; — ein Beweis, dass die in allen Wohnräumen vorhandenen sonstigen Spalten und Fugen einen verhältnissmässig sehr bedeutenden Bruchtheil des Luftzutritts vermittelten.

Es war leicht, diesen Antheil, den die zufälligen Oeffnungen und Undichtigkeiten an der natürlichen Ventilation haben, in einigen Fällen näher festzustellen.

In 3 aneinanderstossenden Zimmern der ersten Etage bestimmte ich zunächst gleichzeitig die Ventilationsgrösse.

Das Eckzimmer (A), welches die Fronte nach Norden und eine freie Giebelwand nach Osten hatte, zeigte am 19. Juli eine Ventilationsgrösse von 6,75 Cm. pro $^1/_4$ Stunde; von den anstossenden Zimmern, die nur eine freie, nach Norden sehende Wand hatten, wurde das eine (B) durch 7,15 Cm. pro $^1/_4$ Stunde ventilirt, das dritte (C) durch 5,9 Cm. — Der Ventilationscoëfficient des letzteren betrug also 82 % von B und 87,5 % von A.

Am 20. Juli wurden nun in den Zimmern A und B alle Fugen gedichtet; die Fensterrahmen, Thürritzen etc. wurden sorgfältig mit Papier verklebt und diese Papierstreifen noch dick mit geschmolzenem Paraffin überstrichen. Dann wurde eine CO_2-Bestimmung gemacht und wiederum Lichter angezündet; die CO_2-Production des im Zimmer anwesenden Beobachters wurde dabei mit Rücksicht auf das Körpergewicht desselben und auf die erforderliche Muskelarbeit gleich der Production von 2 Lichtern = 27 Liter pro Stunde gesetzt.

Das so gedichtete Zimmer A zeigte nun eine Ventilationsgrösse von nur 1,6 Cm.; es hatte also 76,3 % des früheren Luftzutritts durch einigermassen dichten Verschluss der Fugen verloren.

Das anstossende Zimmer büsste sogar 82 % der Ventilation ein. — Es ist verständlich, dass der Verlust beim Zimmer A geringer war, da hier 2 nach aussen gelegene Wandflächen vorhanden waren.

Das Verhältniss änderte sich sofort beträchtlich, wenn ich nunmehr die Fenster verklebt liess, aber die Thür in gewöhnlicher Weise schloss. — Das Zimmer B zeigte sogleich wieder eine Ventilationsgrösse von 4,0 Cm., also bereits wieder 56 % des gesammten Ventilationsvermögens.

In demselben Zimmer B liess ich am 5. August die Wände mit Firniss bestreichen; eine darauf mit wie gewöhnlich geschlossener Thür, aber verklebten Fenstern vorgenommene Bestimmung, ergab 2,7 Cm. Luftzufuhr, also nur 38 %; die Durchlässigkeit der Wände stellte sich jedoch sehr rasch wieder her; schon am folgenden Morgen betrug die Ventilation wieder 56 % der früher ermittelten Ziffer.

Oelfarbenanstriche, die an den beiden folgenden Tagen vorgenommen wurden, änderten an diesem Verhältniss wenig. Allmählich hob sich sogar die Ventilationsgrösse wieder, und zwar war dies zum Theil dadurch bedingt, dass die Verkleidung der Fensterfugen allmählich brüchig und undicht wurde. Denn als am 10. und 12. August die Versuche wieder in der Weise wiederholt wurden, dass der Beobachter von innen auch die Thür verklebte, war die Verminderung der Ventilationsgrösse in beiden Zimmern eine ganz beträchtlich geringere als in den früheren Versuchen.

Für die Sommerventilation ist also jedenfalls den zufälligen Undichtigkeiten weitaus der grösste Antheil zuzuschieben. — Ich habe schon erwähnt, dass dieselben in den untersuchten Räumen so bedeutend waren, dass eine absichtlich gelassene Thürspalte oder das Fehlen einer Fensterscheibe nur geringen Effect hatte.

Selbst das dauernde Offenlassen eines ganzen Fensterflügels von 0,5 □ M. Fläche hat an Sommertagen wenig Wirkung, namentlich wenn die Luftbewegung gering oder durch die Lage der Wohnung innerhalb eines Hofraums abgesperrt ist. Am 19. Juli, während die Aussentemperatur von 21,3 bis 27,5° stieg, beobachtete ich in dem Hofzimmer bei dauernd offenem Fenster und einer Innentemperatur von 23,6—24,8° einen CO_2-Gehalt von 0,0015; am folgenden Tag um 12° Mittags 0,0013. Letztere Zahl würde einer Ventilationsgrösse von 30 Cm. pro Stunde (U also $= 0{,}86$) entsprechen.

Eine derartige Erniedrigung des CO_2-Gehalts der Zimmerluft ist aber nur zu erzielen, wenn das Fenster fortwährend geöffnet bleibt; wird es nur von Zeit zu Zeit geöffnet, so ist das auf den Zustand der Zimmerluft von geringem Einfluss, da der CO_2-Gehalt enorm rasch ansteigt. — Als in dem letzterwähnten Versuch um 12° 1′ das Fenster geschlossen wurde, stieg der CO_2-Gehalt bis 2° 20′ auf das Maximum von 0,00288, auf dem er verharrte; am 8. Juli waren nach geöffnetem Fenster um 11° 20′ 0,0013 Cm. CO_2 in 1 Cm. Luft; um 1° 0′ = 0,00205, also bereits annähernd das Maximum, das an jenem Tage 0,00215 betrug. Am 9. Juli fand ich um 9° 25′ (bei 4 brennenden Kerzen) einen CO_2-Gehalt von 0,0016; nach geschlossenem Fenster stieg derselbe bis 11° 55′ auf 0,0033; während im Laufe des Abends 0,0038 Cm. CO_2 gefunden wurden.

Vor allen Dingen ist für die vorliegende Untersuchung das wichtige Resultat aus diesen mitgetheilten Zahlen zu entnehmen, dass sich allerdings eine Ziffer aufstellen lässt, die ungefähr die Ventilationsgrösse kleiner Wohnräume im Hochsommer angiebt. Es wird höchstens $U = \frac{1}{3}$ pro Stunde zu setzen sein; d. h. man kann im günstigsten Falle, und abgesehen von extremen Zufälligkeiten, annehmen, dass der Luftraum eines Zimmers pro Stunde zu $\frac{1}{3}$ erneuert wird.

Es ist ganz zweifellos, dass diese Zahl bei weiter ausgedehnten Untersuchungen bewohnter, kleiner Räume sich noch niedriger stellen würde; doch ist es gut, im Interesse der folgenden Erwägungen gerade diese hochgegriffene Zahl beizubehalten.

Der CO_2-Gehalt eines Wohnraums ist leicht zu berechnen, wenn man die eben abgeleitete Ventilationsgrösse desselben und ferner seinen Cubikinhalt und die Dichtigkeit der Bewohnung kennt.

Der Feuchtigkeitsgehalt der Luft ist dagegen nicht so einfach aus diesen gegebenen Grössen zu entnehmen. Derselbe ist innerhalb der Wohnungen während des Sommers relativ geringen Schwankungen unterworfen.

Wenn an warmen Tagen die Innen- und Aussentemperaturen sich sehr nahe kommen und nur eine sehr schwache Ventilation stattfindet, können nämlich die Wände eine sehr vollkommene Regulirung ausüben[1]; ist aussen etwas trockenere Luft, so wird diese mehr Wasser aus den Wänden aufnehmen, ist die Luft aussen sehr feucht, so werden die trockeneren Wände einen Theil des Wassers zurückhalten.

Eine solche Ausgleichung wird unmöglich, sobald die Temperaturen innen und aussen erheblich verschieden sind. Während der Heizperiode z. B. ist eine ausgleichende Zu- oder Abnahme der Wasserdampfspannung um 2—3 Millim. gegenüber einem Temperaturunterschied von 10—20° ganz irrelevant; die um eine solche Anzahl von Graden erwärmte feuchte Luft wird relativ sehr trocken erscheinen, selbst wenn sie Gelegenheit gehabt hat, ihre Wasserdampfspannung beim Durchgang durch die Wände um 2—3 Millim. zu erhöhen.

Im Winter refüsirt also diese regulirende Eigenschaft der Wände; im Sommer aber bleiben die Schwankungen des Wassergehalts sehr gering, so lange im Innern keine stärker thätige Wasserdampfquelle wirkt. Die folgende Tabelle möge dies erläutern.

Die Beobachtungen sind in demselben Zimmer gemacht, in welchem zum Zweck der Ventilationsbestimmungen fortdauernd 2 Lichter brannten. Diese producirten pro Stunde 21,6 Gr. Wasserdampf; da die Ventilation 10—12 Cubm. pro Stunde betrug, so musste also 1 Cubm. Luft circa 2 Gr. Wasserdampf aufnehmen, und dadurch die Tension desselben sich annähernd um 2 Millim. vermehren. Innerhalb solcher Grenzen fällt eine Production von Wasserdampf ganz unerheblich in's Gewicht. An einzelnen Tagen habe ich gar keine, an anderen 4 Lichter brennen lassen, ohne dass der Effect verschieden gewesen wäre.

Diese Verhältnisse ändern sich erst, wenn die Verdunstung von Wasser innerhalb des Wohnraums bedeutend vermehrt wird. Alsdann reicht der regulirende Einfluss der Wände nicht mehr aus und es findet ein rasches Ansteigen der absoluten und relativen Feuchtigkeit statt. Das folgende Experiment mag dies erläutern.

---

[1] Vgl. Forster, l. c.

An einem Versuchstage wurde um 5°20 1 Liter Wasser im Zimmer auf wasserdichter Unterlage ausgesprengt; um 5°50′ war das ganze Wasser vollkommen verdunstet; um 7° wurde dann ein weiterer $^1/_2$ Liter Wasser ausgebreitet; der Effect ist aus den letzten Zahlen der nebenstehenden Tabelle zu erkennen.

Man sieht, dass auch hier ein grosser Theil des Wasserdampfes von Wänden und Gegenständen im Zimmer aufgenommen ist, da sonst die Vermehrung des Feuchtigkeitsgehalts der Luft viel bedeutender gewesen sein müsste. Immerhin aber tritt eine solche Vermehrung deutlich hervor und dauert ausserdem längere Zeit an.

Diese eigenthümlichen Beziehungen zwischen Wasserverdunstung, Wassergehalt der Wände und Luftfeuchtigkeit sind namentlich von Interesse für die Kenntniss der Kellerwohnungen. Ich werde später Gelegenheit nehmen, weitere Untersuchungen in dieser Richtung mitzutheilen.

Für die vorliegende Frage genügt es zu wissen, dass während des Sommers ein ziemlich vollkommenes Gleichbleiben der relativen Luftfeuchtigkeit stattfindet, und dass dieselbe sich um etwa 60 % bewegt, so lange nicht eine erheblich stärkere Wasserverdunstung im Innern stattfindet.

3. Dichtigkeit der Bewohnung.

In den bisherigen Ausführungen habe ich die durchschnittliche Temperatur, die Ventilationsgrösse und das Verhalten der Luftfeuchtigkeit kleiner Wohnungen erörtert; es wird nun noch darauf ankommen, zu bestimmen, welche Mengen von Wärme, CO_2 und H_2O von den Bewohnern abgegeben werden und auf welchen Cubikraum sich diese Producte vertheilen.

Da die Wärme-, CO_2- und H_2O-Production eines Individiums bekannt ist, wird es genügen, die Zahl der in einer Wohnung von bestimmter Grösse durchschnittlich vorhandenen Individuen festzustellen, und dadurch also zu erfahren, wie viel Cubikraum pro Kopf der in kleinen Wohnungen domicilirten Bevölkerung entfällt.

In solcher Weise ist leider meines Wissens die Dichtigkeit der Bewohnung noch nicht bestimmt. Wir wissen zwar durch zahlreiche statistische Erhebungen, wie viel □ M. Grundfläche auf den Einwohner kommen (so z. B. in den dichtest bewohnten Vierteln Berlins, Rossstrasse, Christinenstrasse, Joachimstrasse ca. 8 □ M. pro Kopf)[1]; aber eine auch nur annähernde Berechnung, wie viel Wohnungs-Luftraum auf den Einwohner kommt, ist vorläufig unmöglich. — Directe Vergleichungen der

[1] Die Berliner Volkszählung v. 1875, 1. Heft.

Hofzimmer in der Dorotheenstrasse.

Datum	Temperaturen: Mitte des Zimmers	Südwand	Aussen	Aussen, Tagesmittel	Feuchtigkeit der Luft: Im Zimmer absolute Feuchtigkeit	Im Zimmer relative Feuchtigkeit	Aussen: absolute Feuchtigkeit	Aussen: relative Feuchtigkeit	
5. Juni 7° 40′ Ab.	21,3	21,3	14,4	14,8	12,2	65	9,0	80	
6. „ 9° 10′ Morg.	21,1	19,8	12,5	12,4	12,3	66	7,2	60	
13. „	22,2	22,6	19,8	16,8	11,7	59	10,0	60	
14. „ 9° 50′ „	23,2	22,8	20,5	16,9	13,1	62	10,0	68	
14. „ 8° 15′ „	23,7	23,9	20,0		12,5	57	10,5	75	
15. „ 9° 50′ Früh	23,5	22,8	18,8		13,3	62	12,0	78	
15. „ 2° 15′ Nm.	24,0	23,8	23,8	17,8	13,9	63	13,5	72	
15. „ 8° 10′ Ab.	24,1	24,5	20,3		14,4	64	13,0	80	
16. „ 9° 50′ Morg.	23,4	22,4	13,1		13,34	62	9,4	80	
16. „ 2° 10′ „	23,4	22,0	15,3	13,9	13,6	63,5	9,7	79	
16. „ 8° 15′ Ab.	23,6	22,3	15,5		13,2	61	9,4	78	
17. „ 9° 50′ Morg.	23,2	21,8	17,5		12,8	61	8,1	66	
17. „ 3° 15′ „	23,8	23,8	23,8	15,6	13,1	60	8,0	59	
17. „ 7° 40′ Ab.	23,7	24,5	20,5		13,0	60	9,4	70	
18. „ 9° 40′ Morg.	23,3	22,4	19,0		13,2	62	7,8	56	
18. „ 2° „	24,4	25,5	27,4	17,8	13,9	61	7,7	41	
18. „ 8° 15′ Ab.	24,2	26,3	22,4		14,0	62	9,0	55	
19. „ 10° 20′ Morg.	24,1	23,8	21,3		13,5	60,5	8,8	55	
19. „ 2° 20′ „	24,8	25,0	27,5	17,9	13,6	58	8,8	44	
19. „ 8° Ab.	24,2	26,3	22,5		13,3	60	9,0	57	
21. „ 3° 30′ Nm.	23,7	26,4	29,5	19,5	—	—	8,6	43	
24. „ 2° 15′ „	25,3	26,9	32,5	21,1	14,1	59	9,5	40	
24. „ 7° 30′ Ab.	26,0	28,8	26,3		13,9	56	10,0	52	
25. „ 9° 40′ Morg.	26,1	26,0	23,6	22,1	14,3	57	9,5	45	
25. „ 7° 15′ Ab.	27,4	30,0	28,8		15,3	56	10,0	48	
26. „ 9° 45′ Morg.	27,4	27,4	25,4	21,9	15,6	57,6	12,0	59	
26. „ 8° Ab.	26,3	28,8	26,3		15,6	61	12,0	62	
10. Juli 8° 20′ Ab.	19,0	18,6	18,5	16,6	10,5	64	9,7	70	
11. „	18,3	18,6	17,0	15,3	10,4	66	10,5	82	
16. „ 5° 20′ „	20,3				11,8	66,7			
16. „ 5° 50′ „	20,5			16,0	12,9	72,1	9,8	73	Wasser gesprengt
16. „ 7° 50′ „	20,4				13,3	74,7			

Bewohnerzahl und der gemessenen bewohnten Räume liegen höchstens für Casernen, Gefängnisse und Krankenhäuser vor. Aber diese Zahlen können durchaus keinen Anhaltspunkt geben für die Grösse des Luftraums, den im Durchschnitt die arbeitende Bevölkerung sich entsprechend ihren Mitteln in einer Stadt zu beschaffen vermag. — In jenen Casernen, Krankenhäusern etc. hat man den Luftcubus nur nach theoretischen Voraussetzungen berechnet; man hat angenommen, dass bei einem gewissen Procentgehalt an CO_2 die Luft nicht mehr athembar sei; hat ferner eine gewisse Grenze für die Häufigkeit der Erneuerung des Luftraums innerhalb einer bestimmten Zeit durch natürliche oder künstliche Ventilation zu Grunde gelegt (höchstens $U = 3$), und hat danach die Grösse des nothwendigen Luftraums berechnet.

In den erwähnten Häusern der Ackerstrasse war es nun nicht schwer, die hier vorhandene Lücke theilweise zu ergänzen. Die Häuser sind durchaus gleichmässig gebaut, überall finden sich genau dieselben Dimensionen wieder. Ich brauchte also nur in einem Hause die bewohnten Räume auszumessen, um sogleich das Maass aller vorhandenen Wohnräume zu haben, und alsdann war durch einfache Zählung der Einwohner eine Vertheilung derselben auf den bewohnten Luftcubus möglich.

Ich verfuhr so, dass ich auf Zählkarten die Zahl der Mitglieder jeder Familie, die Maasse der bewohnten Zimmer, ausserdem auch noch Etagenhöhe etc. notirte. Die gewünschte Auskunft wurde mir überall bereitwilligst gegeben.

Zur Zeit ist wie gesagt nur ein kleiner Theil der Wohnungen benutzt; die Zählung derselben ergab, dass diese 95 Wohnungen insgesammt 7528,0 Cbm. bewohnbaren Luftraum (Zimmer und Kammer, ohne Küche) enthalten; also im Durchschnitt enthält eine Wohnung einen Luftraum von 79,2 Cbm. — Die Schwankungen dieser Grösse sind sehr geringfügig.

In diesen 7528,0 Cbm. Wohnraum befanden sich 495 Einwohner; so dass also pro Kopf ein Cubikraum von 15,2 Cbm. (= 491,6 Cubikf. preuss.) entfällt.

Nach der Volkszählung vom 1. December 1875 waren damals in denselben Häusern 208 Wohnungen besetzt; diese würden nach dem oben ermittelten Durchschnittssatze von 79,2 Cbm. einen Raum von 16,474 Cbm. repräsentirt haben. Darin lebten damals 1039 Einwohner; so dass pro Kopf 15,8 Cbm. entfallen.

Weiter ergab sich, dass in den verschiedenen Etagen folgender Luftraum jeden Einwohner zur Verfügung stand:

Im	Keller	— 11,6 Cbm.	(3 Haushaltungen)
„	Parterre	— 20,9 „	(3 „)
in	I. Etage	— 15,6 „	(13 „)

in II. Etage — 14,1 Cbm. (12 Haushaltungen)
„ III. „ — 15,6 „ (28 „)
„ IV. „ — 15,3 „ (36 „)

Diese Zahlen reichen keineswegs aus, um mit Sicherheit die Wohnungsdichtigkeit der arbeitenden Bevölkerung zu bestimmen. Eine gewisse brauchbare Durchschnittsziffer scheinen sie mir aber doch zu geben, weil die Uebereinstimmung der jetzigen Zählung mit der von 1875, und ebenso der verschiedenen Etagen unter einander eine so grosse ist; nur ist die Ziffer jedenfalls eine relativ hohe, weil in den genannten Häusern fast durchweg besser situirte Arbeiter, kleine Handwerker etc. und so gut wie gar kein Proletariat wohnt; die strengere Ordnung und Aufsicht, ohne die ein solcher Wohnungscomplex nicht bestehen könnte, garantirt eine gewisse durchschnittliche Solidität der Bewohner. — Ausserdem ist von vornherein beim Bau dieser Häuser in humaner Weise auf hinreichende Dimensionen und praktische Anlage der Wohnungen Rücksicht genommen. — In sehr vielen Arbeiterquartieren würden sich zweifellos weit geringere Zahlen für den durchschnittlichen Luftraum herausstellen; mit weiteren Erhebungen in dieser Beziehung bin ich noch beschäftigt.

Einfluss des beobachteten Verhaltens der Wohnungen auf die Gesundheit der Bewohner.

Fassen wir die Resultate aller dieser Beobachtungen zusammen, so ergiebt sich allerdings ein Verhalten der Wohnräume im Hochsommer, welches gewisse Gefahren für die Gesundheit der Bewohner in sich zu bergen scheint.

Ich habe gezeigt, dass die arbeitende Bevölkerung Berlins im Durchschnitt über einen Cubikraum von höchstens 15 Cbm. verfügt; ferner dass die stündliche Ventilationsgrösse kleiner Wohnungen sich in maximo auf $^1/_3$ des Cubikraums beziffert, so dass also für jedes Individuum eine Zufuhr von frischer Luft von nur 5 Cbm. pro Stunde zu rechnen ist.

Diese 5 Cbm. haben allein die gesammte Production von CO_2 und Wasserdampf und einen Theil der abgegebenen Wärme aufzunehmen; der vorhandene Cubikraum des Zimmers ist, wie die Versuche zeigen, selbst nach vollständigster vorausgegangener Lüftung, so rasch mit diesen Ausscheidungen gesättigt, dass derselbe nicht mehr in Betracht kommt und die Fortführung der Producte lediglich den eintretenden 5 Cbm. frischer Luft zufällt.

Da nun ein Individuum stündlich etwa 22,6 Liter CO_2 producirt, wird die Zimmerluft häufig einen Gehalt von 4,5 pro mille CO_2 erreichen.

Ein Mensch scheidet ferner pro Stunde circa 50 Grm. Wasser in Dampfform aus; vertheilt sich diese Menge auf nur 5 Cbm. Luft, so muss eine Erhöhung des Feuchtigkeitsgehalts derselben eintreten, die nicht mehr durch den regulirenden Einfluss der Wände ausgeglichen werden kann.

Ganz besonders wird aber durch eine derartig geringe Luftzufuhr die Wärmeabgabe gehindert werden. Die frühere Berechnung, der ich eine Ventilationsgrösse von 5 Cbm. hypothetisch zu Grunde legte, ergab, dass alsdann durch Wasserverdunstung und Leitung nur ein sehr geringer Theil der producirten Wärmemenge abgegeben werden kann und dass mindestens $^3/_4$ der gesammten Wärmeabgabe durch Bestrahlung der umgebenden Wände etc. entfernt werden muss.

Weiter konnte ich aber zeigen, dass die Wände unserer Wohnungen sich unter dem Einfluss der Sonnenstrahlen ausserordentlich stark erwärmen; dass diese Erwärmung in Folge des langsamen Durchgangs durch die Mauern erst Abends oder Nachts im Innern der Wohnräume bemerkbar wird, also gerade dann, wenn die Temperatur im Freien sinkt. Ich konnte zeigen, dass diese erwärmten Wände von massgebendem Einfluss auf die Temperatur der Luft und der Gegenstände im Zimmer sind; und dass so die Bewohner, wenn die Hitze des Tages weicht, den hohen Wärmegraden der umgebenden Wände und der durch diese erwärmten Luft ausgesetzt sind.

Dadurch werden die Zahlen erklärlich, die ich in bewohnten Räumen gerade zur Nachtzeit constatiren konnte. — Bei einer Lufttemperatur von 30° und mehr, einer Wandtemperatur, die zwischen 22 und 28° schwankt, einem Feuchtigkeitsgehalt von über 70% und einem Luftwechsel von 5 Cbm. pro Kopf und Stunde muss aber eine beträchtliche Behinderung der Wärmeabgabe eintreten; und in dieser Wärmestauung einerseits, in der hochgradigen Anhäufung von Respirationsproducten andererseits muss zweifellos eine Gefahr für das Wohlbefinden der Bewohner vermuthet werden.

Leider ist es zur Zeit noch kaum möglich, diese Vermuthung durch die Resultate des physiologischen und pathologischen Experiments in aller Schärfe zu bestätigen.

Es ist zwar von vornherein einleuchtend, dass zunächst die Behinderung der Wärmeabgabe störend in den Ablauf der Körperprocesse eingreifen muss, sobald sie einen gewissen Grad erreicht hat; kann eine solche Behinderung nicht mehr durch die verschiedenen regulatorischen Vorrichtungen des Organismus ausgeglichen werden, so existirt nur eine Alternative: entweder die Wärmeproduction geht in derselben Weise wie vorher fort — dann muss die Temperatur des Körpers steigen, oder die

Körpertemperatur bleibt unverändert, — dann muss die Wärmeproduction geringer werden.

Gegen die erstgenannte Folge ist unser Organismus bekanntlich äusserst empfindlich. Wir haben ja das Fieber als eine solche wesentlich durch Verminderung der Wärmeabgabe erzeugte Temperaturerhöhung aufzufassen; wenigstens wissen wir, dass vermehrte Wärmeproduction, selbst wenn sie das Mehrfache der normalen beträgt, ohne jede Temperatursteigerung ertragen wird, so lange der Körper gesund und die Wärme abgebenden Apparate intact sind. Eine so enorm vermehrte Wärmeproduction, wie wir sie durch reichliche Nahrung und angestrengte Arbeit erzielen können, ist nie auch nur annähernd im Fieber beobachtet worden; wenn dieselbe im Normalzustande ohne Temperaturerhöhung verläuft, so kann das Charakteristische des Fieberzustandes eben nur in einer Behinderung der Wärmeabgabe bestehen, in Folge deren nun plötzlich die gleiche oder eine weit geringere Wärmeproduction eine Temperaturerhöhung bewirkt. Dabei wird im Fieberzustand die Wärme- und CO_2-Production vermuthlich sehr verschieden sein können; sie mag häufig über, bald unter dem gewöhnlichen Maass liegen, je nachdem der Kranke unruhig oder apathisch, von Schmerzen und Angst gequält oder indolent ist; aber selbst eine in der Mehrzahl der Fälle beobachtete Vermehrung von Wärme und CO_2 würde nichts Typisches und nicht unerlässliche Bedingung für den Fieberzustand sein.

Dieselben Fiebersymptome, welche eintreten, wenn die Behinderung der Wärmeabgabe innerhalb des Organismus gelegen ist, müssen nun auch beobachtet werden können, wenn durch die äussere Umgebung dem Körper die Möglichkeit genommen wird, sich der producirten Wärme zu entledigen. Für extreme Fälle ist dies durch zahlreiche physiologische Versuche auch erwiesen. Werden Thiere in Verhältnisse gebracht, unter denen sie weder durch Strahlung, noch Leitung, noch Wasserverdunstung hinreichend Wärme abgeben können, so findet Steigerung ihrer Eigenwärme statt, die immer hochgradiger wird und schliesslich zum Tode führt. — Die Mehrzahl der in dieser Richtung angestellten Versuche [1] haben aber leider entweder sehr hohe Temperaturen und kurze Versuchszeiten angewandt, oder sie haben irgend einen jener drei Wege offen gelassen, auf dem dann eine meist ganz unberechenbare Wärmemenge abströmen konnte. Es würde von grossem Interesse sein, weiterhin fest-

---

[1] Vgl. Cl. Bernard, Thierische Wärme. Deutsch v. Dr. A. Schuster. Leipzig 1876. — Senator. Virch. L. 354 ff. — Untersuchungen über den fieberhaften Process. Berlin 1873. — Rosenthal, Zur Kenntniss der Wärmeregulirung. — Voit, Ueber die Wirkung der Temperatur etc. Zeitschr. f. Biol. XIV, 1. (S. dort auch die übrige zahlreiche Literatur.)

zustellen, wie auch geringere Behinderungen der Wärmeabgabe bis zu einem gewissen messbaren Bruchtheile, und längere Zeit fortgesetzt, auf den Organismus einwirken; dabei müsste aber die Wärmeabgabe durch Strahlung, Leitung und Wasserverdunstung in gleich vollkommener Weise berücksichtigt sein.

Die bedeutende Accommodationsfähigkeit des Organismus schafft in solchen Fällen der Wärmestauung sofort neue regulirende Momente; einmal liegt ein solches eben in der Steigerung der Körpertemperatur, die einen vermehrten Wärmeabfluss zur Folge haben muss; dann aber wird auch eine accommodirende Herabsetzung der Production bis zu einer gewissen Grenze möglich sein ohne Störung der Leistungsfähigkeit. Es kommt aber darauf an, zu bestimmen, wo diese Grenze liegt und in welcher Breite diese Art der Accommodation ermöglicht ist; dass beim Menschen ein beträchtliches dauerndes Absinken der Wärmeproduction ohne Nachtheil statthaben kann, ist deshalb durchaus nicht zu erwarten, weil bisher noch unter allen Bedingungen, und selbst im Hungerzustande und bei ruhigstem Verhalten, eine Ausscheidung von Verbrennungsproducten beobachtet ist, aus welcher eine energische und lebhafte Zellthätigkeit als unabweisbare Bedingung der Erhaltung des Organismus erhellt. —

Noch dunkler ist die hygienische Bedeutung der Anhäufung von Respirationsproducten. Experimentell gelingt es schwer, sie isolirt zur Wirkung zu bringen; von der CO_2 weiss man, dass ihre Anhäufung in dem in Wohnungen beobachteten Grade unschädlich ist; von den übrigen minimalen Beimengungen der Athemluft kann man als möglich hinstellen, dass sie vielleicht schon in geringer, analytisch kaum nachweisbarer Menge, toxisch zu wirken im Stande sind. — Vielleicht ist der Einfluss der Anhäufung dieser Stoffe ein sehr indirecter; unsere gegen sogenannte „frische“ Luft wie gegen unreine Luft ungemein empfindlichen sensiblen Nerven veranlassen uns im ersten Fall zu fortwährenden unwillkürlich tiefen und ausgiebigen Athemzügen, während wir im anderen Falle flach und weniger ausgiebig athmen. Möglich, dass ein solcher veränderter Respirationsmodus mit der Zeit zu gewissen Störungen disponirt. —

Der Versuch, die Folgen der geschilderten Wohnungseinflüsse exact festzustellen, liefert somit nur eine Reihe offener Fragen, an die sich wie immer eine Menge von Vermuthungen und Speculationen knüpft, in denen aber auch andererseits ein energischer Antrieb zu weiterem Arbeiten liegt.

Um aber jenen Einflüssen unserer Wohnungen eine hygienische Bedeutung zu vindiciren, bedarf es kaum solcher exacter Versuchsresultate.

Sieht man nämlich von der Möglichkeit einer direct krankmachenden Wirkung ganz ab, so ist es klar, dass wir es in den geschilderten Verhältnissen der Wohnungen im Hochsommer jedenfalls mit Zuständen zu thun haben, welche die Leistungsfähigkeit herabsetzen und den Aufenthalt in den Wohnräumen zu einem äusserst qualvollen machen müssen. Der Effect des Lebens in solchen Wohnungen kann ja kein anderer sein, als derjenige, den wir in mit Menschen überfüllten Räumen empfinden. Hier aber sind es nur einzelne Stunden, während derer wir die tiefe Depression zu ertragen haben, welche die abnorme Umgebung in uns erzeugt; in jenen Wohnräumen aber sollen Menschen dauernd verweilen und nächtliche Ruhe und Erholung von der Tagesarbeit finden. Statt der erwarteten Kräftigung kann in solchen, stets an der Grenze des überhaupt Erträglichen sich bewegenden Verhältnissen gewiss nur ein weiteres Absinken der Energie und der Leistungsfähigkeit eintreten.

Gewisse Wohnräume werden nun einen solchen Einfluss in besonders hohem Grade zeigen. Zunächst ergeben die mitgetheilten Untersuchungen, dass weitaus die höchsten Temperaturen in den nahe dem Dache gelegenen 3. und 4. Etagen vorkommen. Eine etwas vermehrte Ventilationsgrösse vermag hier bei Weitem nicht den ungünstigen Einfluss dieser Temperaturen zu paralysiren.

Weiterhin werden diejenigen Wohnräume kaum erträgliche Zustände bieten, deren Wände den Sonnenstrahlen in grösserer Ausdehnung und für längere Zeit exponirt sind. Namentlich sind es fensterlose, sogen. Giebelwände, die als mächtigste Wärmereservoire fungiren, Luft und Gegenstände des Zimmers meist gerade zur Nachtzeit erwärmen und die Wärmeabgabe in so hohem Grade behindern. Jedes Fenster, namentlich wenn es mit einer aussen angebrachten Schutzvorrichtung gegen die Sonnenstrahlen versehen ist, vermindert in wohlthätiger Weise Umfang und Wirkung solcher Wärmereservoire.

Auch die Hofwohnungen werden unter relativ hohen Wandtemperaturen zu leiden haben, weil hier die Abkühlung der Wände durch Ausstrahlung stark behindert ist; ausserdem wird die Ventilationsgrösse dieser Räume selbst an solchen Tagen in minimaler Höhe sich bewegen, an denen frei gelegenen Wohnungen durch starken Wind und wechselnde Temperatur reichlicher Luft zugeführt wird.

Ganz besonders störende Wirkung können noch diejenigen Wände ausüben, die innerhalb der Wohnung künstlich erwärmt werden. Namentlich sind es die die Küche begrenzenden Wände, ferner die Theile der Mauern, welche den Rauchfang enthalten, die zu den extremsten Temperaturen Veranlassung geben können. In einem Zimmer, das einerseits von einer Giebelwand, andererseits von der Küche begrenzt ist, kann eine

Wärmeabgabe durch Strahlung zur Unmöglichkeit werden; und in solchen Fällen kann auch bei kühlem Wetter, und selbst wenn das Thermometer eine nicht übermässige Wärme der Zimmerluft anzeigt, der Einfluss der Wände den Aufenthalt im Zimmer zu einem völlig unerträglichen machen. —

Auch die Dichtigkeit der Bewohnung muss wesentlich zu einer Steigerung der geschilderten Wirkungen beitragen können. In dieser Beziehung sind im Durchschnitt die 4. Etagen, dann aber auch die Kellerwohnungen besonders ungünstig situirt. Häufig werden auch Parterre- und Entresolwohnungen einen ganz besonders kleinen Cubikraum dem Einzelnen gewähren, wenn hier die grösseren Räume zu Geschäftszwecken benutzt werden und die Bewohner sich in den engsten und kleinsten Zimmern zusammendrängen.

Zeitlich wird der Effect des Sommerklima's sich nicht sowohl nach einzelnen heissen Tagen bemerklich machen, weil die ganze Masse des noch kühleren Hauses alsdann gegenüber den erhitzten, bestrahlten Wänden zu sehr überwiegt und eine leichtere Abkühlung gestattet, sondern die bedeutendste Behinderung der Wärmeabgabe wird dann auftreten, wenn eine mehrtägige Periode von hoher Durchschnittstemperatur zu einer Erwärmung auch der inneren Hauswände um mehrere Grade geführt hat, und dann noch hohe Tagestemperaturen oder starke Bestrahlung zu dieser Wirkung sich hinzugesellen. — Ebenso werden warme Nächte mit bedecktem Himmel, der die Ausstrahlung und Abkühlung der Wände hindert, zu besonders hohen Wandtemperaturen Anlass geben.

Auch auf verschiedene Individuen wird sich das Sommerklima nicht ganz gleichmässig äussern. Die gewohnte Nahrung, Verschiedenheiten in Beschaffenheit der Wärme abgebenden Organe, namentlich der Hautoberfläche und der Schweissdrüsen, die Gewohnheiten der Kleidung etc. werden die Empfindlichkeit steigern oder herabsetzen.

Ein Lebensalter giebt es, während dessen die geschilderten Wirkungen sich besonders bemerklich machen müssen. — Während der Erwachsene die Freiheit des Handelns hat und sich der lähmenden, niederdrückenden Atmosphäre entziehen und an frischer Luft Erholung suchen kann, wenn der Aufenthalt im Zimmer ihm unerträglich wird; während er mit leichter Mühe Kleidung und Bedeckung den augenblicklichen Temperaturen anpasst und während er jeden Moment nur durch eine Lagerung und Stellung des Körpers, die möglichst allseitige Wärmeabgabe gestattet, den Anforderungen an eine intensivere Entwärmung nachkommen kann, sind die Kinder im ersten Lebensjahre zum völlig passiven Ertragen der vorkommenden Temperaturen verurtheilt. Namentlich muss das Liegen der Kinder unter fester Bedeckung, welche jede instinctmässige freie Lagerung des Körpers hindert, sowie das Herumtragen auf dem Arme, bei dem der gleichwarme Körper der Mutter eine absolute Behinderung der Ausstrahlung verursacht, den Einfluss hoher Temperaturen begünstigen.

Es liegt sehr nahe, hierbei an die hohe Kindersterblichkeit zu denken, die namentlich in Berlin während des Hochsommers eintritt. Es ist wiederholt darauf aufmerksam gemacht, dass diese Kindersterblichkeit sich sehr eng an die Temperaturen anschliesst, dass ihre Curve steigt, sobald die Temperatur eine gewisse Grenze überschreitet, dass sie sinkt, sobald erheblichere Abkühlung erfolgt. Die höchsten Zahlen erreicht die Mortalität, wenn längere Zeit hindurch hohe Durchschnittstemperaturen geherrscht haben und namentlich wenn die Abkühlung während der Nächte gefehlt hat[1], also gerade dann, wenn auch die excessivsten Temperaturen der Wohnungen vorkommen.

Weiter ist es auffallend, dass eine Zusammenstellung der Todesfälle in Berlin nach der Etagenhöhe Resultate ergeben hat[2], aus denen sich eine Beziehung zwischen der Kindersterblichkeit und den hohen Wohnungstemperaturen vermuthen liesse. — Während in Bezug auf Gesammtmortalität der 4. und 5. Stock und Keller auf gleicher niedrigster Stufe stehen, während dann mit allmählicher Abnahme 3., 2. Stock, Parterre und Beletage folgen, macht sich die enorme Sommersterblichkeit — die lediglich durch die Kindersterblichkeit bedingt wird — in ganz anderer Weise bemerkbar; das Maass, in dem der Juli z. B. über den Durchschnitt der Mortalität heraustrat, war 1878 bei den vierstöckigen Wohnungen 79, bei den dreistöckigen 73 %, bei den Parterrewohnungen 61, den Kellerwohnungen nur 55 %, dem ersten Stock 54 %. 1879 war die Skala etwas verändert; auch hier aber eine durchaus andere Gruppirung namentlich in Bezug auf die Kellerwohnungen, als bei der Gesammtmortalität.[3]

Ich führe diese Coincidenzen jedoch nur als eine mehr zufällige Beobachtung an; die statistische Forschung ist in den seltensten Fällen im Stande, ein einzelnes ätiologisches Moment mit Sicherheit zu isoliren; namentlich ist das bei der Massenstatistik unmöglich, während die detaillirte Beobachtung einzelner kleinerer Bezirke vielleicht eher zu ätiologisch verwerthbaren Resultaten führen würde. — Bei der Kindersterblichkeit concurriren namentlich zweifellos eine Menge von Factoren, welche die Mortalität begünstigen, die sich aber sehr schwer

---

[1] Vgl. Finkelnburg, Ueber die Sterblichkeitsverhältnisse Berlins im Jahre 1877. Viertelj. f. ger. Med. XXX, 1.

[2] Böckh, Statist. Jahrbuch der Stadt Berlin, 4. Jahrgang. Berlin 1878.

[3] Jahrb. d. Stadt Berlin. 1879.

trennen lassen; niedrige Steuerstufe, Dichtigkeit der Bewohnung, Aufenthalt in hohen Stockwerken oder in Kellern, schlechte Nahrung, Schmutz gehen gewöhnlich Hand in Hand; die Statistik kann im Allgemeinen ein Zusammengehen mit allen diesen und noch mehr unter einander unzertrennlichen Factoren nachweisen; es wird aber nur in den seltensten Fällen gelingen, einzelne dieser Ursachen zu isoliren.

Noch besonders schwierig wird die Beobachtung der Kindersterblichkeit dadurch, dass man sie gewöhnlich insgesammt verfolgt, während doch diese Collectivbezeichnung eine Reihe von Krankheiten in sich schliesst, die eine Menge verschiedenster Ursachen haben werden. Es ist nicht möglich, der Meinung zu sein, dass diese gesammte Kindersterblichkeit etwa in den excessiven Temperaturen oder in verdorbener Milch ihre Ursache habe; aber wohl ist es denkbar, dass jedes einzelne dieser Momente die Kinder schwächen und die Mortalität an gewissen Krankheiten erhöhen kann. Treten Affectionen des Verdauungstractus ein, so wird ganz zweifellos schlechte, leicht gährende Nahrung den Verlauf einer solchen Krankheit beeinflussen und die Prognose verschlechtern; es ist nicht anders möglich, als dass unter einer Anzahl von Kindern, die an Verdauungsstörungen erkrankt sind, weitaus mehr künstlich genährte sterben, als solche, die die denkbar normalste Nahrung erhalten.

Ebenso wird aber auch bei Erkrankungen, die mit hohem Fieber einhergehen, das geschilderte Sommerklima der Wohnungen einen höchst unerwünschten Einfluss äussern. Während eine rationelle Therapie durch kalte Bäder und Einwicklungen die Wärmeentziehung zu befördern und dadurch die Gefahr der hohen Körpertemperaturen zu beseitigen sucht, müssen die Wohnungsverhältnisse im Hochsommer in gerade entgegengesetzter Weise wirken; und man darf wohl annehmen, dass so die Sterblichkeit, die allein statistisch gemessen wird, auch in gewissem Grade durch den Aufenthalt in einer Umgebung befördert wird, welche die Wärmeabgabe ganz besonders erschwert.

Es ist möglich, dass derartigen die Mortalität beeinflussenden Momenten eine grosse Beachtung gebührt, vielleicht mehr noch als es bis jetzt den Anschein hat; weitere Untersuchungen können und werden in dieser Richtung Aufschlüsse geben. Vorläufig aber würde es gefährlich und durchaus unberechtigt sein, ein solches die Widerstandsfähigkeit des Körpers herabsetzendes Moment mit einer directen Ursache einer oder gar mehrerer nach ihrem klinischen Bilde differenter Krankheiten zu identificiren.

Maassregeln gegen die geschilderten Einflüsse der Wohnungen.

Zwei Einwände liegen nahe, auf Grund deren man versucht sein könnte, die hygienische Bedeutung der geschilderten Wohnungseinflüsse zu unterschätzen.

Zunächst kann man darauf hinweisen, dass die betonten Eigenschaften der Wohnungen ja gar nicht neu, sondern vielmehr längst bekannt seien und dass man daher schon gewohnt sei, sich gegen sie zu schützen, sobald sie eine excessive Höhe erreichen. Es ist das ein Einwand, der sogar gern gegen die Bedeutung und den Werth der ganzen hygienischen Forschung ins Feld geführt wird.

Demgegenüber muss aber hervorgehoben werden, dass wir nicht eher zu einem Urtheil über den Einfluss unserer Umgebung kommen können, ehe wir nicht denselben quantitativ kennen gelernt haben. Erst dann lässt sich beurtheilen, wann und wo wir helfend einzugreifen haben und auf welche Weise im Einzelfall der schädliche Einfluss zu paralysiren ist. — Bei einer derartigen quantitativen Analyse von im Allgemeinen bekannten Vorgängen finden sich dann stets eine Menge unerwarteter Thatsachen, die häufig auch ganz andere therapeutische Maassregeln verlangen, als wir anzuwenden gewohnt sind. Bei der Beurtheilung des hier besprochenen Sommerklimas sind beispielsweise die eigenthümliche nächtliche Erwärmung mancher Räume seitens der Wände, der vorübergehende, geringe Einfluss zeitweiser Lüftung, der bedeutende Effect der mehr oder weniger freien Körperlagerung etc. solche Momente, deren richtige Würdigung bisher versäumt wurde.

Ferner könnte man zweitens zu der Behauptung geneigt sein, dass doch unmöglich die relativ niederen Temperaturen unseres Sommers eine eigentliche Schädlichkeit darbieten können, da in vielen Städten des Südens bei höherer Temperatur viel günstigere Sterblichkeitsverhältnisse sich finden und da selbst das Tropenklima mit seinen so ungleich höheren Wärmegraden noch gut ertragen wird.

Ich habe aber bereits oben darauf aufmerksam gemacht, dass bis jetzt das Klima eines Ortes nur nach den im Freien angestellten Beobachtungen beurtheilt wird, während auf die klimatischen Verhältnisse der Wohnungen wenig oder gar keine Rücksicht genommen ist. Und doch sind es nur diese, die hier als wirksam in Betracht kommen.

Welche Temperaturen nun z. B. an irgend einem Orte innerhalb der Wohnungen sich geltend machen, das hängt durchaus nicht lediglich von der Temperatur im Freien ab.

In unserem nördlichen Klima haben wir während des Hochsommers ausserordentlich lange Tage; die Wandungen unserer Wohnungen sind 16—17 Stunden hindurch den Sonnenstrahlen ausgesetzt; ceteris paribus ist aber die Intensität der Erwärmung proportional der Dauer der Bestrahlung. Ferner fallen bei uns die Sonnenstrahlen während eines grossen Theils des Tages senkrecht oder doch unter relativ grossem Winkel auf die Wand auf; auch damit geht eine erhöhte Intensität der Erwärmung zusammen. — Schon diese anhaltende kräftige Bestrahlung muss im Innern unserer Wohnhäuser ganz besonders hohe Temperaturen hervorbringen. Dieselben werden oft noch begünstigt durch specielle örtliche Verhältnisse. Es ist bekanntlich die Wirkung der Sonnenstrahlen auf den Erdboden derjenigen auf die Wände analog; je nach seiner Beschaffenheit wird auch der bestrahlte Boden eine mehr oder weniger grosse Menge Wärme aufspeichern, von der er während der Nacht einen gewissen Antheil wieder abgiebt.

Diese Absorption von Wärme fällt nun bei keinem Boden so bedeutend aus, wie beim nackten Sandboden; derselbe nimmt Tags über eine enorme Masse von Wärme auf, mittelst der er Nachts, namentlich wenn bei bedecktem Himmel die Ausstrahlung gegen den Weltenraum gehindert ist, anhaltend die Temperatur der bedeckenden Luftschichten zu erhöhen und die nächtliche Abkühlung der Luft und der Häuser abzuschwächen vermag.

Ein bewachsener Boden, dessen reichliche Wasserverdunstung einen grossen Theil der absorbirten Wärme bindet und der mit vorzüglichem Ausstrahlungsvermögen begabt ist, wird eine ungleich raschere und vollständigere Abkühlung erhitzter Wände zur Nachtzeit ermöglichen, als wenn dieselben stets von fast gleich warmer Luft umflossen sind. — So kann es vorkommen, dass die beobachteten Tagestemperaturen und namentlich die Maxima an einem Orte höhere Zahlen erreichen, während doch durch die kürzere Dauer der Bestrahlung und Ermöglichung einer starken Abkühlung zur Nachtzeit relativ geringe Erwärmung der Häuser eintritt. — Städte mit waldiger oder beraster Umgebung, die selbst im Innern für möglichste Bepflanzung freien Terrains gesorgt haben, werden so ungleich günstiger situirt sein, als Städte auf nacktem Sand- oder Felsboden.

Zu diesen natürlich gegebenen Differenzen kommt als weiteres unterscheidendes Moment die Bauart der Strassen und Häuser. Neuere Stadttheile baut man gegenwärtig gern mit übermässig breiten Strassen, die den Sonnenstrahlen stets zugänglich sind. — Ferner giebt es eine gewisse Dicke der Mauern, die für die Innentemperaturen am unzuträglichsten ist; sind die Hauswände sehr leicht und dünn gebaut, so findet zwar hochgradige Erwärmung auch der Innenflächen statt; aber dieselbe tritt kurze Zeit nach der Bestrahlung der Aussenwand auf, und die Abkühlung kann wiederum so rasch erfolgen, dass mit dem Anfang der Nacht jeglicher Strahlungseffect verschwunden ist; die Wände bilden alsdann bei weitem nicht in so hohem Grade Wärme sammelnde Reservoire, die gar keine Abkühlungsperiode zu Stande kommen lassen. Sehr dicke Wände lassen andererseits überhaupt keine erhebliche Erwärmung der Innenwand mehr auftreten. Unsere Hauswände im nödlichen Klima nehmen eine unglückliche Mittelstellung ein; wie ich oben gezeigt habe, ist die Temperaturerhöhung der Innenfläche der Wände bei 50 Cm. Dicke noch bedeutend genug, um eine empfindliche Behinderung der Wärmeabgabe zu veranlassen; daneben aber erfolgt die Wärmeaufnahme und die Abkühlung dieser Wände so langsam, dass die höchsten Temperaturen gerade zur Zeit der Abkühlung der Luft im Freien fallen, während die niedrigsten Wärmegrade mit der höchsten Tageshitze zusammentreffen und fast völlig unbemerkt bleiben. — Dazu kommt noch, dass unsere Wohnungen, entsprechend dem rauheren Winter, sorgfältig dicht, ohne Ventilationseinrichtungen oder sonstige Milderungsmittel der Hitze gebaut sind.

In den heissen Klimaten ist die Dauer der Bestrahlung geringer; der Winkel, unter dem die Sonnenstrahlen die Wandflächen berühren, wird rasch sehr klein, und während der heissesten Tagesperiode werden die senkrechten Hauswände gar nicht mehr von den Strahlen getroffen; nur das Dach empfängt eine intensive Bestrahlung; dasselbe ist aber äusserst leicht gebaut, so dass es selbst die höchste Temperatur sehr rasch wieder verliert und ist ausserdem durch eine Luftschicht von den senkrechten Wänden getrennt, so dass eine beständige Abkühlung der Innenfläche stattfindet. Ausserdem wird in südlichen Klimaten sorgfältig für Vegetation gesorgt und möglichst eine Beschattung der niedrigen einstöckigen Häuser angestrebt. Aussen angebrachte Vorhänge und Jalousieen hindern selbst in den ärmlichsten Wohnungen den Eintritt der Sonnenstrahlen ins Innere der Zimmer. — Die Strassen werden meist eng gebaut, so dass nur kurze Zeit die Sonnenstrahlen einfallen; die Hauswände sind von leichtester Construction und können während der früh eintretenden und langdauernden Nacht rasch und vollkommen erkalten. Stets offene Corridore, Fenster und Thüren und durchweg leichteste Bauart sorgen für einen Luftwechsel, der ganz unvergleichlich ergiebiger sein muss, als bei unseren grossen Complexen von engen, in casernenartige Gebäude zusammengepressten Wohnungen.

Dazu kommt, dass in heissen Gegenden die ganze Lebensweise, die Art der Kleidung, Nahrung, Beschäftigung viel mehr zugeschnitten wird auf die höheren Temperaturen; die Wärme dictirt dort die Tageseintheilung und die Gewohnheiten; und der Fremde, der sich von diesen Gewohnheiten zu emancipiren sucht, ist von den Wirkungen der Wärme in seiner Gesundheit bedroht. Dort bildet die Hitze einen überall respectirten Factor; bei uns sind alle Lebensgewohnheiten mehr zugeschnitten auf den grösseren, rauheren Theil des Jahres; die hohen Sommertemperaturen werden ignorirt, man hält sie für etwas so vorübergehendes und einflussloses, dass es nicht lohnt, ihrethalben besondere Massregeln zu treffen oder die Gewohnheiten zu ändern. — Namentlich in den Behausungen der kleinen Leute laufen alle Einrichtungen darauf hinaus, um im Winter eine möglichst billige und anhaltende Erwärmung zu erzielen, nicht aber um für die nöthige Abkühlung Sorge zu tragen.

Ich glaube, dass so ein näheres Eingehen auf die klimatischen Verhältnisse innerhalb der Wohnungen selbst zwischen scheinbar gleich situirten Städten, Stadtheilen und Bevölkerungen ganz erhebliche Differenzen zu Tage fördern kann; und an der Hand solcher Erkenntniss würde es dann möglich sein, diejenigen Massregeln zu treffen, durch welche das Wohnungsklima eines Ortes sich günstiger gestalten liesse und durch welche gleichzeitig auf das Wohlbefinden der Bewohner ein günstiger Einfluss ausgeübt werden könnte.

Die Art und Weise solcher Aenderungen ist sehr mannigfach und im Grossen Ganzen leicht aus den Resultaten der vorstehenden Untersuchungen abzuleiten. Theils wird es darauf ankommen, den Effect der Bestrahlung zu mindern; theils wird eine grössere Zufuhr frischer Luft und eine erleichterte Verdunstung des Wassers, theils eine zweckentsprechendere Lebensweise angestrebt werden müssen.

Die in diesem Sinne projectirten Mittel können dann entweder sich auf grössere Complexe erstrecken und seitens der Gemeinden mit grösseren Mitteln ins Werk gesetzt werden, oder sie sind selbst dem Einzelnen mit Aufwendung geringer Mühe und Kosten erreichbar. — Eine möglichst ausgedehnte Bepflanzung freien Terrains, ferner eine Beschränkung der übermässigen, und nicht durch den Verkehr erforderten Strassenbreite bei der Anlage neuer Stadttheile; statt dessen aber eine Vermehrung freier Plätze, die mit Rasen und Buschwerk versehen werden, würde Sorge der Commune sein müssen. — Gegen die Einflüsse der Strahlung kann der Einzelne sich am sichersten schützen durch sehr dicke Mauern; die Paläste der Reichen haben nur relativ wenig unter der geschilderten Calamität zu leiden. — Eine nicht so kostspielige und gleichfalls sehr vollkommene

Schutzmassregel würde eine Construction der Mauern aus 2 durch eine Luftschicht getrennten Theilen sein; wenn diese Luft frei zu- und abströmen kann, so muss eine Erwärmung der inneren Lage nur in äusserst geringem Grade stattfinden. Es muss ausserdem möglich sein, eine solche Luftschicht für die kalte Jahreszeit abzuschliessen und man würde alsdann ein Mittel haben, um die Ausstrahlung und die Erkaltung der Räume in ebenso vollkommener Weise zu hindern, wie im Sommer die Erwärmung. — Die lufthaltigen Ziegel werden nur theilweise einen derartigen Effect haben; die Quantität der aufgespeicherten Wärme wird allerdings geringer, aber die Masse des zusammenhängenden Materials ist noch gross genug, um eine erhebliche Fortpflanzung der Wärme zu gestatten.

Eine solche schützende Doppelwand ist natürlich auch weit einfacher aus Holz, Leinwand, Stroh etc. oder auch nur durch ein Beranken der Wand mit Blattgewächsen herzustellen.

Häufig ist selbst schon durch eine zweckmässige Disposition der Räume, bei welcher man die Zeit der Erwärmung der Wände berücksichtigt, und durch eine möglichste Vertheilung der Bewohner auf die vorhandenen Wohnräume namentlich zur Nachtzeit, ein erträglicherer Zustand zu erreichen.

Ferner bedarf es, um reichlichere Ventilation herzustellen und damit sowohl die Möglichkeit zu vermehrter Wärmeabgabe durch Leitung und Wasserverdunstung, als auch eine zur Athmung geeignetere Luft zu beschaffen, durchaus d a u e r n d functionirender, passend angebrachter, grösserer Oeffnungen, da der Effect der ausgiebigsten periodischen Lüftung schon nach wenigen Stunden wieder verschwunden ist.

Eine künstliche Abkühlung von Wohnräumen ist bisher nur durch sehr kostspielige Mittel hergestellt, z. B. im Pariser Ausstellungsgebäude durch Einpressen kalter, durch den tiefen Erdboden geleiteter Luft. — Vielfach sucht man durch Wasserverdunstung eine Abkühlung der Zimmerluft zu bewirken. Dies ist jedoch natürlich nur da angebracht, wo in der Beschaffenheit der Luft kein Hinderniss für die Wasserverdunstung von unserem Körper besteht; geht diese Abdunstung vollkommen von statten und kann die Luft, ohne dieselbe zu alteriren, noch weiteren Wasserdampf aufnehmen, so wird allerdings eine Abkühlung der Luft und damit auch des Körpers auf diesem Wege möglich sein. Jedoch wird dieser Fall nur in grossen, reichlich ventilirten Räumen vorliegen, wo die Verdunstung in ergiebigster Weise vor sich gehen kann und die verdunsteten Wassermengen sich rasch über eine solche Luftmenge verbreiten, dass keine erhebliche Steigerung der Wasserdampftension eintritt. In kleinen Räumen ist dagegen der Luftwechsel stets so gering und der relative Feuchtigkeitsgehalt so hoch, dass die Abdunstung vom Körper schon an und für sich erschwert und unvollkommen ist; da man stets beträchtliche Wassermengen verdunsten muss, um eine merkbare Abkühlung zu erzielen, so würde in diesen kleinen Wohnräumen der Feuchtigkeitsgehalt der Luft rasch steigen und so würde nur die eine ergiebigere Quelle der Wärmeabgabe verringert werden, um einer anderen viel weniger ergiebigen etwas mehr Spielraum zu lassen.

Auch manche Aenderung der Lebensgewohnheiten würde in bedeutendem Grade dem nachtheiligen Einfluss unseres Sommerklimas entgegenwirken. So wird für möglichst dauernden Aufenthalt der Kinder im Freien, für entsprechend leichte Bedeckung derselben etc. namentlich zu sorgen sein.

Eine detaillirte Aufzählung der präventiven Maassregeln gehört nicht hierher; ich habe nur in groben Umrissen zeigen wollen, wie dieselben an die ätiologische Erkenntniss sich anlehnen lassen.

Definitive Vorschläge werden erst dann angebracht sein, wenn die Bedeutung der geschilderten Wohnungseinflüsse klarer gestellt ist. Vorläufig hat die hygienische Forschung nur Beobachtungsmaterial zusammenzutragen, aus dem das Verhalten der Umgebung des Menschen, speciell der Wohnungen zu den verschiedenen Jahreszeiten und unter verschiedensten Umständen erkannt werden kann.

Ich bin mir bewusst, dass ich entsprechend den mir zu Gebote stehenden Mitteln nur einen geringen Beitrag zur Lösung dieser Fragen habe liefern können, der vielfache Lücken und Angriffspunkte bietet. Ich möchte aber deshalb zum Schluss noch einmal ausdrücklich wiederholen, dass ich die Präcisirung der ätiologischen Bedeutung durchaus späteren Ergebnissen anheimstelle, und dass die vorläufigen Hinweise auf etwaige Beziehungen des Sommerklimas unserer Wohnungen zu besonderen Krankheitsformen oder zur Kindersterblichkeit keinen anderen Zweck haben sollen, als zu weiterem Forschen anzuregen.

II.

Die Porosität des Bodens.

Meine an anderem Orte mitgetheilten Trinkwasseruntersuchungen hatten mich zu der Ueberzeugung geführt, dass die Beschaffenheit des Trinkwassers, soweit dieselbe unserer Analyse gegenwärtig zugänglich ist, sich nicht in irgend eine Beziehung bringen lässt zu dem verschiedenen Auftreten des Typhus; dass die Zusammensetzung eines Wassers aber ganz vorzugsweise bedingt wird durch physikalische Eigenschaften des Bodens, dem das Wasser entstammt; und dass diesen, durch die Trinkwasseruntersuchung angedeuteten Bodeneigenthümlichkeiten vermuthlich eine viel bedeutungsvollere hygienische Rolle zukommt als dem Trinkwasser.

Durch diese Resultate wurde ich veranlasst, dem physikalischen Verhalten des Bodens eingehende Beachtung zu schenken und einzelne seiner Eigenschaften specieller zu untersuchen.

Ich erfuhr bald, dass diese Beobachtungen nur in einer gewissen Reihenfolge stattfinden können; dass es durchaus nöthig ist, zunächst einzelne Eigenschaften des Bodens völlig klar gelegt zu haben, ehe die übrigen mit Erfolg untersucht werden können.

So ist namentlich eine Kenntniss der Porosität eines Bodens in gleicher Weise nöthig für das Studium der Durchlässigkeit, wie für eine Untersuchung der Absorptionserscheinungen und der Zersetzungsvorgänge im Boden; und es erschien mir daher vor allem nöthig, zunächst die Porosität des Bodens genau zu erforschen und namentlich exacte Methoden für ihre Bestimmung festzustellen.

Die bei diesen Arbeiten erhaltenen Resultate theile ich im Folgenden mit.

Porosität des Bodens wurde früher häufig mit Durchlässigkeit des Bodens identificirt. Später unterschied man beide, bezeichnete mit Porosität nur das relative Volumen der gesammten in irgend einem Bodenvolum enthaltenen, mit Wasser oder Luft gefüllten Zwischenräume; und man erkannte, dass die Durchlässigkeit des Bodens wesentlich abhängig sei von der Grösse der einzelnen Poren und in zweiter Linie erst von dem gesammten Porenvolum.

Neuerdings hat Renk[1] vorgeschlagen, den Ausdruck Porosität ganz fallen zu lassen und für die in Frage kommende Grösse den Ausdruck „Porenvolum" zu gebrauchen. Da diese Bezeichnung jedenfalls die präcisere ist, werde auch ich sie im Folgenden ausschliesslich anwenden.

A. Berechnung des Porenvolums.

Unter gewissen Voraussetzungen lässt sich das Porenvolum des Bodens berechnen, und aus der Methode und den Resultaten der Berechnung können alsdann verschiedene für das Verständniss der Bodenstructur interessante Folgerungen gezogen werden.

Denkt man zunächst die Bestandtheile des Bodens als Kugeln, und nimmt an, dass in jeder Bodenart diese Kugeln unter einander gleich gross sind, während aber bei verschiedenen Bodenarten sehr verschiedene Grössen von Kugeln vorkommen können, so sind im wesentlichen 2 Formen der Lagerung dieser Kugeln zu unterscheiden.

Die denkbar dichteste Lagerung findet dann statt, wenn eine Kugel immer in dem Zwischenraum zweier unterliegender Kugeln ruht, wie dies bei der Aufschichtung von Kugeln zur Pyramide der Fall ist.

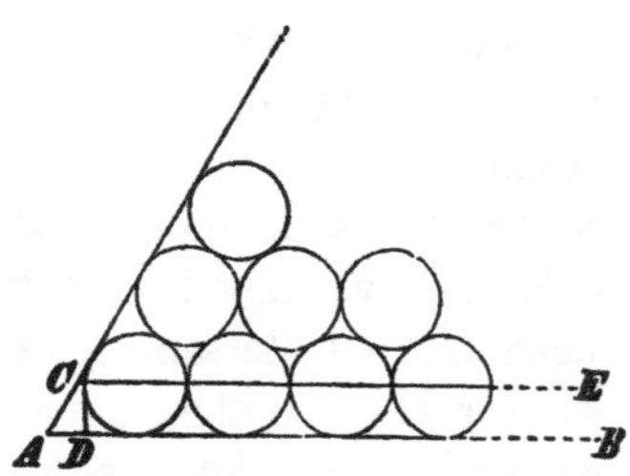

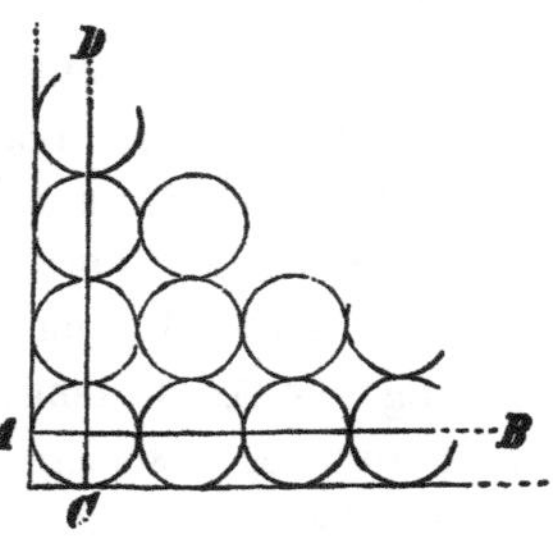

In einer solchen 3- oder 4seitigen regulären Kugel-Pyramide besteht alsdann ein ganz bestimmtes Verhältniss der Menge der Zwischenräume zum ganzen Inhalt; und zwar ist dieses Verhältniss constant, für jede Kugelgrösse das gleiche, sobald man die Zahl der Kugeln als sehr gross annimmt.

In diesem Falle kann man nämlich die Linie CE, d. h. die Summe der Durchmesser aller Kugeln auf der Grundlinie, gleich der Grundlinie

[1] Zeitschr. f. Biol. Bd. XV.

setzen. (Letztere ist eigentlich $= C\,E + 2\,.\,A\,D$; $A\,D$ aber ist $= r\,.\,0{,}73$, also verschwindend klein, bei der Annahme einer sehr grossen Anzahl von Kugeln.) Liegen nun n Kugeln vom Durchmesser $2\,r$ auf der Grundlinie, so ist diese $= 2\,n\,r$; ferner ist die Anzahl der in der vierseitigen Pyramide aufgeschichteten Kugeln leicht zu berechnen nach der Formel:

$$\frac{n\,(n+1)\,(2\,n+1)}{6}.$$

Der Inhalt der Pyramide ist $\frac{(2\,r\,n)^3}{3\,.\sqrt{2}}$. Multiplicire ich alsdann den Inhalt der einzelnen Kugel $\left(= \frac{4}{3}\,r^3\,\pi\right)$ mit der Anzahl der vorhandenen Kugeln, und ziehe den so bestimmten Inhalt der festen Masse vom Inhalt der ganzen Pyramide ab, so bekomme ich den Inhalt der Zwischenräume, = d. h. die Porensumme. Das Verhältniss dieser Porensumme zum ganzen Volum soll ein constantes sein, unabhängig von der Grösse der Kugeln.

n = sehr gross gesetzt, kann die Zahl der Kugeln auch ausgedrückt werden durch $\frac{n\,.\,n\,.\,2\,n}{6}$; dann ist:

$$\frac{\frac{(2\,r\,n)^3}{3\sqrt{2}} - \frac{n\,.\,n\,.\,2\,n}{6}\,.\,\frac{4}{3}\,r^3\,\pi}{\frac{(2\,r\,n)^3}{3\,.\sqrt{2}}} = x.$$

$$1 - \frac{\pi}{3\,.\sqrt{2}} = x = 0{,}2595.$$

Das Verhältniss ist also in der That constant und = 0,2595 oder 25,95 %.

Für die dreiseitige reguläre Pyramide folgt in derselben Weise:

$$\frac{\frac{a^3\,.\sqrt{2}}{12} - \frac{n^3}{6}\,.\,\frac{4}{3}\,r^3\,\pi}{\frac{a^3\sqrt{2}}{12}} = x + 1\,\frac{\pi}{3\,.\sqrt{2}}.$$

Das Porenvolum von möglichst dicht gelagerten, unter sich gleichen Kugeln beträgt also 26 % des Gesammtvolums, einerlei welche Grösse diese Kugeln haben.

Eine andere, der dichten Lagerung entgegengesetzte, sehr lockere Aufschichtung ist diejenige, bei der die obere Kugel genau auf der Spitze der unteren aufliegt. Auch bei dieser Anordnung ist die Berechnung des Porenvolums sehr einfach; ist die Zahl der Kugeln n, ihr Durchmesser $2\,r$, so ist die Seite eines aus solchen Kugeln aufgebauten Würfels $= 2\,n\,r$, die Gesammtzahl der Kugeln $= n^3$; und

$$\frac{(2nr)^3 - n^3 \cdot \frac{4}{3} r^3 \pi}{(2nr)^3} = x = 1 - \frac{\pi}{6} = 0{,}4764.$$

Das Porenvolum — das auch hier natürlich constant und unabhängig von der Grösse der Kugeln ist — beträgt also bei solcher Anordnung = 47,64 % des Gesammtvolums.

Die Anordnung der Partikel des Bodens wird nun keines der hier berechneten Extreme repräsentiren, sondern wird, immer Gleichartigkeit der constituirenden Elemente vorausgesetzt, ein Porenvolum zwischen 26 und 47,6 % darstellen. Bei einer gewissen Dichtigkeit der Lagerung, wenn z. B. stets dieselbe Methode des Einfüllens angewandt wird, werden solche Bodenarten ein ganz bestimmtes, zwischen 26 und 47 % liegendes Porenvolum zeigen; dieses aber wird dann gleichfalls wieder constant sein für alle Bodenarten und völlig unabhängig von der Grösse der Elemente verschiedener Bodensorten.

Ferner wird beim Boden noch eine gewisse Abweichung von den berechneten Werthen eintreten, weil die Elemente des Bodens keine Kugeln sind. Diese Abweichung von der Kugelgestalt wird aber wiederum nicht sowohl Verschiedenheiten veranlassen, sondern nur eine constante Differenz, da im grossen Durchschnitt und bei einer unendlichen Zahl von Elementen, bei deren Formung stets ähnliche Bedingungen mitwirkten, diese Unregelmässigkeiten sich ausgleichen müssen.

Bis jetzt hatten wir angenommen, dass der Boden, resp. der Kugelhaufen aus unter sich gleichen Einzelelementen bestehe, und hatten für diesen Fall, gleiche Lagerung vorausgesetzt, constante Werthe für das Porenvolum erhalten.

Ganz anders wird nun aber das Verhältniss des Porenvolums werden müssen, wenn Mischungen von Elementen verschiedener Grösse zusammengelagert werden. — Man kann sich z. B. den Fall denken, dass sehr grosse, in Form der Pyramide an einander gelagerte Kugeln andere, ausserordentlich kleine Kugeln zwischen sich fassen.

In diesem Fall wird die denkbar dichteste Lagerung diejenige sein, wo die kleinen Kugeln gerade die natürlichen Poren der grossen Kugeln ausfüllen. Denkt man sich die unendlich kleinen Kugeln in den Zwischenräumen auch wieder in Form der Kugelpyramiden gelagert, so schliessen sie ebenfalls 26 % ihres ganzen Volums an Poren ein. Ihr ganzes Volum beträgt aber nur 26 % des Inhalts der ganzen Pyramide. Folglich ist diese Pyramide jetzt so dicht mit Kugelmasse gefüllt, dass nur $\frac{26.26}{100}$

= 8,76 % Poren übrig bleiben; auch diese Poren könnte man sich wiederum mit noch kleineren Kugeln ausgefüllt denken; es würden dann nur 2,28 % Zwischenräume übrig bleiben.

Eine so rasche Verminderung des Porenvolums würde aber nur eintreten, wenn die Masse der kleineren, ausfüllenden Kugeln genau so viel beträgt, wie das auszufüllende Volumen. Werden weniger kleine Kugeln verwandt, so bleibt unausgefüllter Raum übrig; werden mehr zwischengelagert, so müssen die grösseren Kugeln auseinanderweichen, es findet ein Verdrängen durch die kleinen Kugeln statt, die ja aber selbst wiederum ein Porenvolum von 26 % enthalten.

Daraus folgt unmittelbar, dass die Dichtigkeit eines Bodens ganz ausserordentlich davon abhängt, ob seine Bestandtheile gleichartig, oder verschieden gross sind.

Sind die Elemente unter sich gleich gross, so beträgt bei gleicher Art der Lagerung das Porenvolum $(25{,}95 + \alpha)\%$, wo α die Constante bedeutet, um die der Modus der Lagerung und die unregelmässige Gestalt der Elemente ein Abweichen von der Lagerung der Kugelpyramide bewirkt.

Sind die Elemente ungleichartig, so zwar, dass die einen kleiner sind als die natürlichen Poren der anderen bei dichtester Lagerung, so hängt das Porenvolum wesentlich ab von dem Verhältniss, in dem die verschiedenen Korngrössen gemischt sind, und ob nur 2 oder mehr in solcher Weise verschiedene Korngrössen zu unterscheiden sind. Die dichteste Lagerung und das geringste Porenvolum wird dann bestehen, wenn z. B. 2 Korngrössen derart gemischt sind, dass die kleinere $\frac{25{,}95 + \alpha}{100}$ der grösseren Sorte ausmacht. Das Porenvolum wird um so grösser werden, je mehr das Mischungsverhältniss von diesem Werthe sich entfernt.

Sehen wir nun, wie die experimentellen Ergebnisse mit diesen rechnerischen Resultaten übereinstimmen.

B. Versuchsresultate.

Ich habe zunächst, um die Versuchsanordnung möglichst den Berechnungen anzupassen, mit kugelförmigem Schrot experimentirt, welchen Prof. Hofmann früher schon zu Versuchen über Durchlässigkeit des Bodens benutzt hatte und den derselbe mir in 4 verschiedenen Sorten zur Verfügung stellte. Schrot *A* hatte 4,66 Mm. Durchmesser, *B* = 3,17 Mm., *C* 1,9 Mm., *D* = 1,62 Mm.

Die letztere Sorte ergab bei Feststellung des Porenvolums mittelst der Bestimmung des specifischen Gewichts — einer Methode, die unten ausführlich besprochen werden wird — 34,8 % Poren; die Sorte B = 35,2%; die Sorte A = 35,6%; im Mittel also etwa 35% Poren.

Ein ganz ähnliches Resultat ergaben weitere Versuche mit abgesiebtem Boden. Mittelst eines grösseren Siebsatzes stellte ich zunächst etwa 12 Bodensorten her, deren Elemente unter sich ganz gleich gross waren, deren Korngrösse bei den verschiedenen Sorten aber von 0,01 Mm. bis 10 Mm. differirte.

Auch alle diese Bodensorten gaben bei gleichmässig dichter Einfüllung annähernd dasselbe Resultat, wie der Schrot; nämlich im Durchschnitt 36,2% Poren.

Die Lagerung der Bodenkörner steht demnach ungefähr in der Mitte zwischen der Anordnung der Kugeln in der Pyramide und der lockeren Aufschichtung im Würfel; das genaue Mittel zwischen diesen beiden würde 36,8% betragen.

Eine dichtere Lagerung ist durch Stösse, durch Einschlemmen mit Wasser etc. nicht gut zu erzielen. Dass alsdann aber noch weitaus nicht die möglichst dichte Anordnung erreicht ist, sieht man, wenn man die Kugeln oder Bodenkörner unter leichtem Druck anders zu gruppiren sucht; man kann dann noch eine grosse Anzahl neuer Elemente zwischenlagern, ohne das Gesammtvolum zu vermehren.

Einen ausserordentlich geringen Unterschied machen wie man sieht die Unregelmässigkeiten der Form, wie sie bei den Bodenelementen vorkommen; dieselben lassen eine annähernd ebenso dichte Lagerung zu, wie die Kugeln des Schrots, so dass nur etwa 1% mehr Poren sich für den Boden ergeben.

Mischte ich nun verschiedene der abgesiebten Bodensorten, so erhielt ich sofort weit geringere Werthe. Eine Mischung von 50% Kies und 50% feinem Sand ergab nur noch 25% Poren; mischte ich beide Sorten nach dem berechneten Verhältniss der dichtesten Mischung, so konnte ich 21% Poren nachweisen; theoretisch musste eine Verringerung des Porenvolums bis auf 15,8% erzielt werden können; doch ist eine so vollständige und innige Mischung grösserer Massen natürlich im Laboratorium nicht herzustellen.

Die Versuche bestätigten also in vollstem Maasse die rechnerischen Ableitungen; sie ergaben ausserdem für die Constante α den Werth = 10,2.

Die Methoden, mittelst welcher ich diese Resultate erhalten habe, lasse ich jetzt folgen; ein Vorausschicken der letzteren erschien mir erforderlich, weil die Bestimmung des Porenvolums auf die dargelegten Verhältnisse Rücksicht zu nehmen hat.

C. Methoden zur Bestimmung des Porenvolums.

1. Durch Volum- und spec. Gewichtsbestimmung.

Eine der ältesten[1] und sichersten Methoden um das Porenvolum eines Bodens zu erhalten ist diejenige, bei der ein bestimmtes Volum trockenen Bodens gemessen und gewogen wird; das erhaltene Gewicht dividirt durch das specifische Gewicht, giebt das Volumen der festen Masse, und die Differenz beider Volumina ist gleich dem Porenvolum.

Leider ist die Methode nur dann anwendbar, wenn die Ausführung der spec. Gewichtsbestimmung mit grosser Sorgfalt geschieht. Man muss die letztere im Pyknometer vornehmen, vor allem aber darauf achten, dass der zu untersuchende Boden im Pyknometer so lange gekocht wird, bis jede Spur von Luft entfernt ist; dies ist durchaus nicht leicht zu erreichen, und jedenfalls sind immer mehrfache Controlbestimmungen erforderlich.

Man findet nun zwar, dass das spec. Gewicht des Bodens sehr wenig differirt. So war das spec. Gewicht der von mir benutzten abgesiebten Bodensorten, die von ein und demselben Terrain stammten, fast durchweg das gleiche. Doch kann ohne weiteres eine solche Annahme bei beliebigem Boden nicht gemacht werden, weil die Differenzen des Porenvolums selbst zu gering sind. Das spec. Gewicht schwankt (nach Mayer, Lehrb. d. Agricultur-Chemie, Heidelberg 1871) folgendermassen:

Kaolin	2,2
Gyps	2,26—2,4
Thon	2,5
Quarz	2,66
Dolomit	2,8—2,9
Gartenerde	2.35
Thonboden	2,6
Quarzboden	2,75
Kalkboden	2,85

Nimmt man das spec. Gewicht eines Bodens z. B. zu 2,6 an und man findet 36 % Poren, so würde derselbe Boden, das spec. Gewicht zu 2,85 angenommen, 41,5 % Poren ergeben haben — eine Abweichung, die gegenüber den vorkommenden geringen Unterschieden viel zu sehr ins Gewicht fällt. Nur wo es auf eine lediglich ganz annähernde Schätzung

---

[1] Vgl. z. B. E. Wolff, Anleitung zur Untersuchung landwirthschaftlich wichtiger Stoffe. Berlin 1875.

ankommt, genügt es, als spec. Gewichte die Zahl 2,66 anzunehmen und dann also nur ein bestimmtes Volum, z. B. 1 Röhre von 1 Liter Inhalt mit dem Boden dicht zu füllen und zu wägen. Wiegt 1 Liter Boden 1700 Grm., so ist $\frac{1700}{2,66} = 640$ Ccm. das Volumen der festen Masse und 1000 Ccm. — 640 Ccm. = 360 Ccm. oder 36 % das Porenvolum.

In solcher Weise eignet sich demnach die Methode zur annähernden Abschätzung des Porenvolums von dicht eingefülltem, trockenem Boden.

Ferner hat dieselbe eine grosse Bedeutung als Controlbestimmung für andere Methoden; mit sorgfältig ausgeführter spec. Gewichtsbestimmung lässt sie an Schärfe und Zuverlässigkeit nichts zu wünschen übrig.

2. Messung des Porenvolums durch Ausfüllung der Poren mit Wasser.

Pettenkofer bestimmte bei seinen früheren, für die Hygiene Grund legenden Versuchen, den Luftgehalt des Bodens dadurch, dass er die Poren mit Wasser füllte und die Menge des so aufgenommenen Wassers wog oder mass.

In der That erscheint dies Verfahren einfach und hinreichend sicher; es hat sich indessen gezeigt, dass die Methode nur für den lockeren Münchener Geröllboden, mit dem Pettenkofer vorzugsweise experimentirte, geeignet war.

Schon die vielfachen Modificationen, die von Anderen bei späteren Untersuchungen über denselben Gegenstand eingeführt wurden, lassen eine Fehlerquelle vermuthen, die man zu entfernen bemüht war.

Diese Fehlerquelle liegt darin, dass die lufthaltigen Poren oft durch sehr enge Oeffnungen mit einander communiciren, welche das schwer bewegliche Wasser nicht passirt, sondern verschliesst; auf solche Weise wird ein gewisser Theil Luft in den Poren abgesperrt; und das verbrauchte Wasser ergiebt immer nur die Porenmenge minus den mit Luft gefüllten, ganz wechselnd grossen Antheil.

In richtiger Erkenntniss dieser Fehlerquelle hatte schon Pettenkofer empfohlen, das Wasser von unten in das mit Boden gefüllte Gefäss eintreten zu lassen; Fleck schüttete den Boden in Wasser, mass dessen Zunahme und bestimmte nachher das Volum des Bodens unter Wasser. Renk[1] empfiehlt neuerdings, das Volum des Bodens vorher zu messen, denselben dann in ein Messgefäss mit Wasser zu schütten und

[1] l. c.

durch die Zunahme des Wassers das Volum der festen Masse des Bodens zu erkennen.

Leider sind alle genannten Versuche nicht so systematisch behandelt, dass die jedesmaligen Fehlergrenzen aus den mitgetheilten Versuchsresultaten zu erkennen wären. — Diejenigen, die bisher dem Boden ihre Aufmerksamkeit zuwandten, verfolgten meist andere Gesichtspunkte und bedurften nur nebenbei für ihre Untersuchungen auch der Kenntniss der Porosität. So kam es, dass zwar neue Methoden empfohlen, diese aber kaum durch geeignete Controlversuche auf ihre Genauigkeit geprüft wurden.

Stellt man nun solche vergleichende Versuche an, so erkennt man leicht, dass mit allen diesen Modificationen die oben erwähnte Fehlerquelle nicht in der wünschenswerthen Weise beseitigt wird. — Es ist nicht möglich, durch das Wasser die Luft aus engen Poren nur einigermassen vollständig auszutreiben, und das Maass der so zurückgehaltenen Luft ist ein unberechenbar wechselndes.

Prof. Hofmann stellte in dieser Richtung zuerst genaue Experimente an. Selbst bei grobem Schrot gelang es nicht, alle Luft der Zwischenräume zu entfernen; auch dann nicht, wenn der Schrot in kleinen Portionen in das Wasser eingeworfen wurde; wurden Glasröhren benutzt, so waren deutlich an den verschiedensten Stellen die Luftblasen sichtbar, von denen einzelne durch heftiges Stossen und Klopfen nachträglich zu entfernen waren, während andere unverrückt ihre Stelle beibehielten. — Die Zahlen für das Porenvolum der Schrotkörner, durch langsames Einfüllen der letzteren in Wasser, gaben daher ganz inconstante Resultate; z. B.

für Schrot B =	1)	41,33 %
	2)	40,00 „
für Schrot D =	1)	37,6 „
	2)	38,9 „
	3)	40,0 „
	4)	36,2 „

Die letzte, annähernd richtige Bestimmung wurde so ausgeführt, dass die gemessene Schrotmenge erst mit einer gewogenen Partie Wasser gemengt und innig verrührt und dann in den Messcylinder mit Wasser langsam eingetragen wurde. — Ebenso wurden erst dann, wenn jedes einzelne Korn des groben Schrots der Reihe nach in das Wasser geworfen wurde, annähernd constante Resultate erzielt. — Selbstverständlich sind die Schwankungen beim Boden noch bedeutend grösser. Bei grobem Kies und Sand ist der Fehler gering; bei feinem Sand ist er schon viel bedeutender und erreicht die grösste Höhe, wenn Mischungen verschiedener Korngrössen verwandt werden und ausserdem für möglichst dichte Füllung Sorge getragen wird. — Beispielsweise erhielt ich:

durch langsames Wasseraufgiessen

bei grobem Sand . . . . . 32 % statt 34,9 %,
bei feinstem Sand . . . . . 24,3 % statt 37,2 %;

durch von unten langsam eintretendes Wasser:

bei Mischung von Kies und Sand 18,7 % statt 24,8 %;

durch Eintragen in Wasser:

bei Mischung von Kies und Sand 18,8 % statt 24,5 %.

Die Controlzahlen sind durch genau und wiederholt ausgeführte specifische Gewichtsbestimmung gewonnen.

Selbst der Versuch, durch Auskochen des Bodens die Luft vollständig zu entfernen, führt nur sehr langsam zum Ziele; man erkennt dies am deutlichsten eben an den specifischen Gewichtsbestimmungen, bei denen schon die geringe dazu verwandte Masse Boden das gänzliche Verdrängen der Luft so ausserordentlich erschwert.

Danach ist die Methode der Porenausfüllung mit Wasser jedenfalls nur anwendbar bei grobem Kies, wie ihn z. B. der Münchener Geröllboden bietet; für dichteren Boden entspricht die Methode dagegen auch nicht den bescheidensten Anforderungen an Genauigkeit und Zuverlässigkeit.

Ein Umstand kommt noch hinzu, der die Verwendung dieser Methode selbst für annähernde Schätzungen nicht empfiehlt: nämlich die Schwierigkeit, die Bestimmung zum Zweck der Controle zu wiederholen. — Es kann natürlich nur trockener Boden zum Versuche verwandt werden; und der gesammelte zu untersuchende Boden bedarf mehrerer Tage, um diesen Zustand zu erreichen. — Ist dann eine einzige Bestimmung des Porenvolums mittelst Wasser ausgeführt, so muss der Boden wiederum erst vollständig austrocknen, ehe er zu einer neuen Analyse verwandt werden kann. Diese Schwierigkeit der Controlbestimmungen hat jedenfalls wesentlich dazu beigetragen, dass eine Prüfung der Methoden unterlassen wurde; sie macht aber ebenso die praktische Verwendung des Verfahrens fast unmöglich. Schon beim Einfüllen des Bodens beginnt die Unsicherheit; man weiss nie recht, ob nun wohl das dichteste Maass der Lagerung erzielt ist; und nach dem Zusatz des Wassers weiss man wiederum niemals, ob und wie viel Luft in den Poren abgesperrt ist; eine leicht und rasch anzustellende zweite Bestimmung würde die Ungewissheit zu einem grossen Theil beseitigen; da aber auch diese erst nach langer Zeit möglich ist, vermag die Methode durchaus keine auch nur einigermassen befriedigenden Resultate zu liefern.

3. Schätzung des Porenvolums durch Absieben.

In Anbetracht der zeitraubenden Methode der specifischen Gewichtsbestimmung und der Unbrauchbarkeit der letztgenannten Untersuchungsweisen suchte ich auf anderem Wege eine rasche und annähernd richtige Bestimmung des Porenvolums zu erreichen. Bis zu einem gewissen Grade und bei manchen Bodensorten ist dieselbe möglich durch die mechanische Bodenanalyse. In vielen Fällen wird durch diese so wie so eine Kenntniss der mechanischen Zusammensetzung des Bodens gesucht; und in solchen Fällen ist man dann oft jeder weiteren directen Bestimmung der Porosität überhoben und kann dieselbe aus den Resultaten der mechanischen Analyse ableiten.

Unter den von Orth[1] publicirten Bodenanalysen findet sich beispielsweise:

Grober Sand	mit 1,02	Kies,	96,3	Sand,	0,92	Staub,	0,69	feinsten Theilen
Feiner Sand	„ —	„	98,25	„	1,75	„	—	
Thonmergel	„ —	„	0,06	„	11,8	„	87,1	„ „

In allen diesen Bodenarten wird das Porenvolum bei der dichtesten Lagerung, die sich in der angegebenen Weise im Laboratorium herstellen lässt, etwa 36,2 % betragen, da fast 100 % des Bodens aus annähernd gleich grossen Partikeln bestehen, und die feinen Körner, die geeignet wären, die Poren der anderen auszufüllen, in verschwindender Menge vorhanden sind.

Ganz anders wird sich z. B. der folgende Boden verhalten:

Mergel:	69,1	Kies und Sand,	9,18	Staub,	20,0	feinste Theile
Lehm:	50,2	„ „ „	20,11	„	28,32	„ „

Das Porenvolum wird namentlich im ersten Beispiel ein sehr geringes zwischen 16 und 20 % sich bewegendes sein.

Weitere genauere Aufschlüsse vermögen diese mechanischen Analysen natürlich nicht zu geben und eine allgemein brauchbare Methode zur Bestimmung des Porenvolums erhalten wir selbstverständlich auch durch diese nicht.

[1] Orth, Abhandlungen zur geologischen Specialkarte von Preussen. Bd. II. Heft 2. Berlin 1877.

4. Bestimmung des Porenvolums durch Füllung der Poren mit einer anderen Gasart.

Da dem Eindringen des schwer beweglichen, flüssigen Mediums in die feinen Poren des Bodens so unbesiegbare Hindernisse entgegenstehen, liegt es nahe, zu dieser Ausfüllung der Poren und zum Vertreiben der darin enthaltenen Luft ein anderes Medium zu benutzen, nämlich irgend ein Gas, das ja eine mehrere Hundert mal leichtere Beweglichkeit besitzt, als Wasser.

Nach diesem nahe liegenden Princip habe ich eine Methode zu construiren gesucht, die zugleich einfach, leicht zu controliren und sicher ist; und ich glaube, dass diese Bedingungen in dem folgenden Verfahren ihre Erfüllung finden.

Zum Austreiben der im Boden enthaltenen Luft benutze ich CO_2; ein Strom dieses Gases wird durch den Boden geleitet und die in demselben enthaltene Luft so gleichsam ausgewaschen; das austretende Gasgemenge wird über Kalilauge aufgefangen, welche die CO_2 absorbirt, während die Bodenluft sich in dem Auffanggefäss ansammelt und dort gemessen werden kann.

Zum Einfüllen des Bodens benutze ich Glas- oder Blechröhren von 600—800 Ccm. Inhalt. Der Boden kann sofort nach dem Ausgraben benutzt werden; nach Beendigung des Versuchs wird dann durch eine Trockenbestimmung ermittelt, welcher Porenraum bereits mit Wasser gefüllt war.

Ist die Röhre dicht mit dem Boden gefüllt, so dass durch Aufklopfen etc. keine weitere Verminderung des Volums entsteht, so wird sie mit Kork oder Blechkapsel verschlossen. Sowohl der obere wie der untere Verschluss der Röhre tragen in einer Durchbohrung ein Rohr, durch welches der Eintritt und der Austritt der CO_2 erfolgen soll. — Ehe die beschickte Röhre mit dem CO_2-Apparat verbunden wird, muss sie auf ihre Dichtigkeit geprüft werden. Den luftdichten Verschluss stelle ich bei Glasröhren durch einen passenden Kautschukkork her; bei den Blechröhren wird der Deckel vor dem Verschluss gut eingefettet und dann ein Kautschukring über die Verschlussstelle gezogen. Zur Dichtigkeitsprüfung dient ein Hg-Manometer; es wird an demselben eine Druckdifferenz von mindestens 100 Mm. Hg hergestellt (= mehr als das Doppelte des durch Eintreiben der CO_2 erzeugten Druckes) und die Röhre zum Versuch benutzt, sobald diese Differenz sich mindestens 5 Minuten erhalten hat.

Man verbindet nun die Röhre einerseits mit einem gewöhnlichen CO_2-Entwicklungsapparat, andererseits mit einem grösseren Gasmessrohr, das mit Kalilauge von 1,3 spec. Gewicht gefüllt ist und in einer Wanne mit Kalilauge steht. Zunächst ist die Verbindung mit dem CO_2-Apparat noch durch einen Quetschhahn (*a*) abgesperrt; man öffnet dann den Hahn des CO_2-Apparates und lässt zunächst die im Apparat, in der Waschflasche und in den Glasröhren enthaltene Luft durch die entwickelte CO_2 austreiben. Am einfachsten geschieht dies durch Einschaltung eines T-Stücks vor dem Quetschhahn *a*, dessen Aussenschenkel durch einen zweiten Quetschhahn beliebig geschlossen und geöffnet werden kann.

Hat ein lebhafter CO_2-Strom 2—3 Minuten die Waschflasche passirt, so schliesst man *b* und öffnet bei *a*; die CO_2 strömt nun durch den Apparat, mischt sich mit der Luft des Bodens und führt dieselbe in die Messröhre. Nachdem man den Strom etwa 5 Minuten in wechselnder Stärke hat gehen lassen, löst man die Kautschukverbindungen, und während man die vollständige Absorption der in der Messröhre enthaltenen CO_2 durch die Kalilauge abwartet, die $^1/_4$—$^1/_2$ Stunde in Anspruch nimmt, versieht man den Boden auf's Neue mit atmosphärischer Luft, um dann sogleich den Versuch wiederholen zu können. Zu dem Zwecke verbindet man die Röhre mit einem Aspirator — als solcher kann ein einfacher Tropfaspirator fungiren — und lässt ca. $^1/_4$ Stunde lang Luft durchstreichen. Um eine Verdunstung von Wasser dabei zu verhüten schaltet man vor die Versuchsröhre ein mit Bimsstein und Wasser gefülltes Gefäss ein.

Hat die Kalilauge im Messrohr sich eingestellt, so liest man deren Stand unter den üblichen Cautelen ab. Es kommt bei diesen Versuchen jedoch niemals auf solche Genauigkeit an, dass man genöthigt wäre, die Messröhre in Wasser zu äquilibriren; es genügt vollkommen, die Höhe der an dem abgesperrten Luftraum hängenden Säule von Kalilauge zu messen; diese, multiplicirt mit dem spec. Gewicht der letzteren und dividirt durch 13,6 [das spec. Gewicht des Quecksilbers], giebt die Mm. Quecksilber an, die vom abgelesenen Barometerstand abzuziehen sind.

Ferner ist die Temperatur zu berücksichtigen, und zwar ist die Temperatur des Gases in der Messröhre auf die Temperatur des Bodens zu reduciren. Letztere ändert sich sehr langsam; man misst sie am besten kurz nach dem Versuche mit einem empfindlichen Thermometer, wobei es auf Differenzen von 1—2^0 nicht ankommt. — Bei grösserer Temperaturdifferenz zwischen Versuchszimmer und Boden ist diese Correction wohl zu beachten, ebenso wie stets die Barometerreduction; geringere Temperaturdifferenzen können dagegen vernachlässigt werden.

Ist die Ablesung beendet, so wird die Messröhre neu mit Kalilauge gefüllt und sofort eine zweite Bestimmung angefügt. Giebt diese ein

Resultat, welches um mehr als 1 % des abgelesenen Luftvolums differirt, so ist eine dritte Bestimmung zu machen.

Der einzelne Versuch ist in etwa ½ Stunde beendet.

Die Methode ist sehr genau und giebt rasche und sichere Resultate. Der CO_2-Gehalt der atmosphärischen Luft kommt selbstverständlich nicht in Betracht; sollte ein sehr grosser CO_2-Gehalt der Bodenluft zu fürchten sein, was aber nach der Herausnahme des Bodens nicht der Fall sein kann, so könnte zuerst noch atmosphärische Luft durchgeleitet werden. — Die Wiederentfernung der CO_2 aus der Bodenluft durch atmosphärische Luft geht, wie man sich leicht überzeugen kann, sehr rasch von statten; lasse ich einen gewöhnlichen Tropfaspirator 15 Minuten lang wirken und aspirire von da ab durch eine Auslaufflasche, vor welcher ich eine Pettenkofer'sche Barytröhre einschalte, so finde ich in der abströmenden Luft den CO_2-Gehalt der einströmenden.

Denkbar wäre noch ein Einwand: dass nämlich die CO_2, in der angegebenen Weise bereitet, gewisse Mengen von Luft enthält. Dass dies nicht der Fall ist, zeigt sich, wenn man direct den CO_2-Strom in die Messröhre treten lässt; es findet alsdann niemals eine Luftansammlung in letzterer statt.

Die Luft des Glas- und Kautschuckrohres, welches Versuchsröhre und Eudiometer verbindet, kann man entweder durch Kalilauge vorsichtig ersetzen, oder aber man lässt sie mit in die Messröhre eintreiben und zieht ihr vorher bestimmtes Volumen von dem abgelesenen Volumen ab. Letzteres Verfahren hat sich mir als praktischer erwiesen, weil der Inhalt der Röhren, welche die Deckel des Apparates durchbohren, doch auf jeden Fall in solcher Weise gemessen und in Abzug gebracht werden muss. Man bestimmt daher am besten vor dem Versuch, ebenfalls durch Austreiben der Luft mittelst CO_2, den Inhalt der leeren Versuchsröhre nebst dem des Verbindungsrohrs. Hat man vorher den Inhalt der Versuchsröhre allein kennen gelernt, so ergiebt sich dann daraus einfach das constante und jedesmal in Abzug zu bringende Luftvolum der Verbindungsstücke.

Ich habe mit dieser Methode seit dem Winter 1877/78 ausschliesslich gearbeitet und sehr befriedigende Resultate erhalten. Namentlich habe ich zu wiederholten Malen die so erzielten Werthe mit den Resultaten der spec. Gewichtsbestimmung verglichen und immer vollkommenste Uebereinstimmung gefunden. Für einen besonderen Vorzug der Methode muss ich es halten, dass sie so leicht und rasch Controlbestimmungen ermöglicht. Zur näheren Erläuterung der Berechnung sei hier ein Beispiel angeführt:

Inhalt der Versuchsröhre = 871 Ccm.
Gewicht des eingefüllten trockenen Bodens = 1511 Grm.
Abgelesenes Luftvolumen = 316,3 Ccm.

Höhe der Kalilauge im Messrohr = 20 Cm.; spec. Gewicht der Kalilauge = 1,36; spec. Gewicht des Hg = 13,6; also 20 Cm. Kalilauge = 20 Mm. Hg; Barometerstand 760 Mm.

Auf 760 Mm. corrigirtes Luftvolum = $\frac{740}{760} \times 316{,}3 = 308$ Ccm.

Abgezogen für den Inhalt der Verbindungsröhren = 7 „

301 Ccm.

Temperatur des abgelesenen Luftvolums = + 20°; Temperatur des Bodens + 10°; folglich waren 301 (1 — 0,00367 : 10) = 289,6 Ccm. Luft von der Temperatur des Bodens in dem Boden enthalten. Da dieser 871 Ccm. ausfüllte, so beträgt also das Porenvolum = 33,25 %.

Das spec. Gewicht des Bodens betrug = 2,60; das Gewicht von 871 Ccm. betrug 1511 Grm., folglich war das Volum der festen Masse $= \frac{1511}{2.6} = 581$ Ccm., und also das Porenvolum 871 — 581 = 290 Ccm.

Wird die Bestimmung mit noch feuchtem Boden vorgenommen, so ist natürlich die Summe des bis zum lufttrocknen Zustande verdunsteten Wassers dem gefundenen Luftvolum zuzuzählen.

5. Bestimmung des Porenvolums mittelst Volumenometers.

Bei plastischem Thon, sehr fettem Lehmboden und felsigem Untergrund ist die beschriebene Methode nicht anwendbar. In diesem Falle, ebenso wie bei der Bestimmung des Porenvolums von Baumaterialien, scheint mir das folgende Verfahren das zuverlässigste zu sein.

Eine Bestimmung mittelst Wasser würde hier erst recht auf Schwierigkeiten stossen, da die Poren in dem bezeichneten Material noch feiner und schwerer zugänglich sind. Dagegen sind dieselben, sobald das Material trocken ist, vollkommen passirbar für Luft. Man kann daher in einem gewöhnlichen Kopp'schen Volumenometer eine Bestimmung mit einem beliebigen Stücke eines solchen Bodens vornehmen, wodurch man lediglich das Volumen der festen, Luft verdrängenden Masse erhält.

Alsdann fügt man zweitens eine Bestimmung des gesammten Volums hinzu, der festen Masse und Poren, dadurch dass man nöthigenfalls, wenn gröbere Oeffnungen vorhanden sind, die Oberfläche des benutzten Materials leicht mit Fett oder Paraffin einreibt, und dann das Volum unter Quecksilber misst; dies geschieht am einfachsten mittelst der bekannten kleinen Apparate, in deren Deckel ein Stift eingelassen ist, der unten mit feiner Spitze, oben mit einer Schraube endet. Die Spitze wird auf die Oberfläche des Quecksilbers eingestellt, dann der Gegenstand, dessen Volum zu messen ist, in das Hg gelegt und nun wiederum die Spitze eingestellt; die Zahl der dazu erforderlichen Schraubendrehungen giebt direct die Volumszunahme an.

Diese Methode, die complicirtere Apparate und mehr Zeit und Mühe erfordert, wird nur in den seltenen Fällen nöthig werden, wo der Boden sich nicht in ein Gefäss von bekanntem Volum einfüllen lässt.

6. Die Bestimmung des Porenvolums im gewachsenen Boden.

Bei den bisher besprochenen Methoden hat es sich eigentlich immer nur um Untersuchung eines Bodens gehandelt, der im Laboratorium in eine gewisse, willkürlich dichte Lagerung gebracht ist. Es interessirt aber in den meisten Fällen gar nicht, das Porenvolum eines solchen künstlich hergestellten Bodens kennen zu lernen, sondern man will über den Zustand des natürlichen, sog. gewachsenen Bodens Auskunft haben, auf dem wir wohnen und der zu uns in Beziehung tritt. Von vornherein muss es sehr fraglich erscheinen, ob wir diese natürliche Beschaffenheit des Bodens leicht nachahmen können. — Da städtischer Boden in der weit überwiegenden Mehrzahl der Fälle aus alluvialem oder diluvialem Schwemmland besteht, so ist allerdings die Art und Weise, in der unser Wohnboden abgelagert und aufgeschichtet worden ist, stets ziemlich dieselbe; er ist fast überall durch Absatz aus Wasser entstanden und hat durch diesen Schlämmprocess jedenfalls einen hohen Grad von Dichtigkeit erhalten.

Aber nicht überall wird sich die ursprüngliche Lagerung conservirt haben; Vegetation und Winde spielen noch eine Rolle bei der Gestaltung der Bodenoberfläche; vor allem greift aber an den Wohnstätten der Mensch selbst nivellirend ein; grosse Erhebungen werden dort künstlich geebnet und andererseits tiefe Senkungen viele Fuss hoch mit Schutt und Erde ausgefüllt. — Es ist bekannt, dass der grössere Theil Berlins auf solchem künstlich aufgeschütteten Boden steht, der oft erst in 2 Meter Tiefe und mehr, in ursprünglichen Sandboden übergeht.

Einmal ist also der Boden der Städte, der uns am meisten interessirt, als sehr verschieden dicht gelagert anzusehen; zweitens aber ist es auch ausserordentlich schwierig, wenn nicht unmöglich, im Laboratorium gerade die Dichtigkeit des Bodens herzustellen, die im gewachsenen Boden vorkommt.

Durch das ungeheuer langsame Fortschreiten der natürlichen Processe und die stete Wiederholung bindender und festigender Einflüsse muss in letzterem eine Dichtigkeit erzielt werden können, die durch rasches Einfüllen oder Einschlämmen gewiss nicht nachgeahmt werden kann. — Es ist überhaupt schwer, nur den gleichen Grad der Dichtigkeit mit ein und demselben Boden künstlich in mehreren Versuchen hintereinander herzustellen. Je nach der angewendeten Gewalt und nach der grösseren oder geringeren Langsamkeit, mit der man den Boden eingefüllt hat, findet man ganz andere Resultate. — Als verhältnissmässig sicherstes Mittel zur Erreichung übereinstimmender Werthe ist mir noch das langsame, womöglich Tage hindurch fortgesetzte Einschlämmen mit Wasser erschienen. — Folgende Resultate, die ich mit abgesiebten Bodensorten erhielt, mögen als Belege dienen; die Bestimmungen des Porenvolums ergaben sich, da das specifische Gewicht bekannt war, einfach aus dem Gewicht der gefüllten Röhren; war der Boden eingeschlämmt, so wurde er nach dem Wiegen getrocknet und das verdunstete Wasser von dem gefundenen Gewicht abgezogen. Ich erhielt so z. B.:

	Inhalt des Rohrs	Gew. mit Boden	spec. Gew.	Porenvolum in %
Kies rasch eingefüllt . . .	630 Ccm.	993	2,63	40,1
Kies langsam „ . . .	630 „	1020	2,63	38,4
Sand I, eingeklopft . . .	630 „	1024,5	2,63	38,2
Sand II, „ . . .	630 „	988,5	2,65	40,8
Sand II, eingeschlämmt . .	728 „	1230,0	2,65	36,2
„ „ . . .	728 „	1243,0	2,65	35,6
Sand III, „ . . .	728 „	1231,0	2,65	36,2
Lehm, geklopft . . .	630 „	959,5	2,65	42,5
Lehm, möglichst dicht . .	630 „	1065,5	2,65	36,2
50 % Kies und 50 % Sand geklopft	630 „	1215,5	2,65	27,2
50 % Kies und 50 % Sand geklopft	728 „	1370,0	2,65	28,9
50 % Kies und 50 % Sand geschlämmt	728 „	1448,0	2,65	25,0
50 % Kies und 50 % Sand geschlämmt	728 „	1484,0	2,65	23,1

Diese mit möglichster Sorgfalt ausgeführten Resultate zeigen deutlich die Unsicherheit der Methode und beweisen, dass aus dem im Laboratorium' in eine bestimmte Lagerung gebrachten Boden in den meisten Fällen kein Rückschluss auf die Lagerung und speciell auf das Porenvolum des natürlichen, zu untersuchenden Bodens gestattet ist. — Für landwirthschaftliche Zwecke hat man nun bereits vielfach einfache Apparate benutzt, die gestatten, den gewachsenen Boden in seiner natürlichen Lagerung auszuheben.

Um die möglichen Fehlerquellen eines solchen Verfahrens thunlichst auszuschliessen, und um ferner eine Bestimmung des Porenvolums in bequemer Weise anschliessen zu können, habe ich einen in folgender Weise modificirten Apparat benutzt.

Derselbe besteht aus einem Messingcylinder von 4—500 Ccm. Inhalt. Die beiden Deckel, die je ein durchbohrtes Ansatzrohr tragen, sind genau so hoch, dass bei vollständigem Schluss die Deckelplatten unmittelbar auf der innern Cylinderwand aufliegen; *ab* ist so lang wie *cd*. Das Mittelstück kann aber ausserdem mit 2 anderen Ansätzen versehen werden, die beide um 1 Cm. über den inneren Rand herausragen; der eine davon ist offen und zugeschärft, der andere bildet einen Deckel, der oben ein paar Oeffnungen (zum Entweichen der Luft) trägt. —

Soll Boden zur Untersuchung entnommen werden, so wird der Cylinder zunächst mit den beiden letztgenannten Ansätzen versehen, das zugeschärfte offene Ende auf den Boden aufgesetzt und dann durch gleichmässige Schläge mit einem Holzhammer der Apparat in den Boden eingetrieben, bis letzterer in den Oeffnungen des oberen Deckels sichtbar wird. — Der Apparat wird nun herausgegraben und dann zuerst der obere Deckel abgenommen (am besten mit Hülfe eines Art Schlüssels, der in die Deckelöffnungen einfasst). Der eingefüllte Boden ragt alsdann mit unregelmässiger Oberfläche ca. 1 Cm. über den Rand des Cylinders heraus; man ebnet mit einem Spatel die Oberfläche, so dass dieselbe genau mit dem Cylinderrand abschneidet, und setzt dann den zugehörigen, mit Ansatzrohr versehenen Deckel auf. — Der Apparat wird umgekehrt, das untere zugeschärfte Rohr abgenommen, wiederum eine ebene Oberfläche hergestellt und dann auch an diesem Ende verschlossen.

Die Deckel schliessen, wenn sie gut gearbeitet und vor dem Versuch eingefettet sind, vollkommen luftdicht. Man überzeugt sich zunächst hiervon durch eine Probe mit dem Manometer, und alsdann wird der Apparat mit Boden gewogen und in die früher beschriebene Vorrichtung zur Bestimmung des Luftvolums eingeschaltet; hat man durch 2 oder 3 Bestimmungen ein sicheres Resultat erhalten, so wird der Boden bis zum lufttrockenen Zustand getrocknet und die verdunstete Wassermenge zu dem gefundenen Luftvolum addirt. Diese Summe ergiebt dann das Porenvolum des natürlichen Bodens.

Die Methode ist natürlich nicht anwendbar für einen Boden mit grobem Kies; doch lässt sich dieser am leichtesten im Laboratorium in eine gleichmässig dichte Lagerung bringen, die vermuthlich wenig von der natürlichen Structur abweicht. — Besonderer Werth ist darauf zu legen, dass eine dichte Füllung des Apparates ohne Pressung des Bodens erzielt wird und dies kann eben nur durch die überstehenden Ansatzrohre garantirt werden.

Ein Fehler wird immerhin durch das gewaltsame Eintreiben des Apparats eingeführt, durch welches an den Randzonen der Boden dichter werden muss. Doch kann dies bei der geringen Wanddicke des Apparats nicht viel ausmachen; der Fehler wird um so geringer, je grösser der Apparat und die ganze Masse des ausgehobenen Bodens ist; es ist daher gut, dies Volum nicht unter 400 Ccm. zu nehmen; bei noch grösserem Umfang würden die Manipulationen zu sehr erschwert werden. Ferner könnten in trockenem Boden die Erschütterungen beim Eintreiben des Apparats leicht noch weitere unberechenbare Veränderungen der Dichtigkeit bewirken; in feuchtem Boden ist dies dagegen nicht zu befürchten. Daher darf die Entnahme der Probe nur in natürlich oder absichtlich befeuchtetem Erdreich erfolgen. — Ob auch in solchem Zustande die Dichtigkeit des Bodens unter dem gewaltsamen Eingriff alterirt werden kann, darüber muss das Experiment selbst Aufschluss geben. Finde ich für Boden von verschiedener Oertlichkeit sehr verschiedene Ergebnisse, dagegen wenn derselbe Boden mehrfach zur Untersuchung gezogen wird, immer das gleiche Resultat, so kann die Art des Einfüllens keine Fehler bedingen; es müsste sonst, bei der verschiedenen Art des Manipulirens in den Einzelversuchen, auch nothwendig eine gewisse Verschiedenheit in den Controlbestimmungen hervortreten.

Ich habe nun mit dem beschriebenen Apparat, den mir Herr Hofmechanikus Dörffel in Berlin im Sommer 1878 angefertigt hat, seitdem vielfache Versuche angestellt und habe so constante Ergebnisse erhalten, dass ich den Apparat als durchaus brauchbar bezeichnen kann. — Ich erhielt mit demselben beispielsweise:

	Porenvolum in %:
Sandboden in 1,2 M. Tiefe; seit ca. 15 Jahren aufgeschüttet	43,1 %
Gartenerde in 0,5 M. Tiefe	46,1 %
Sandboden in 1,5 M. Tiefe, gewachsener Boden, 0,3 M. über dem Grundwasserspiegel	35,5 %
Derselbe	35,5 %
Sandiger Lehm, gewachsener Boden, 0,5 M. Tiefe	32,7 %

Aus diesen Zahlen ist deutlich zu ersehen, welche bedeutende Verschiedenheiten des Porenvolums durch die beschriebene Methode ermittelt werden können; bei dem hohen Interesse, welches die Kenntniss des Porenvolums für die Untersuchung der hygienischen Beziehungen des Bodens hat, wird es sich daher lohnen, mittelst dieser Methoden ausgedehntere Untersuchungen über die vorkommenden Differenzen anzustellen. In kurzem hoffe ich eine derartige grössere Untersuchungsreihe mittheilen zu können.

III.

Die Verunreinigung städtischen Bodens

Verunreinigung des Bodens, reichlicher Gehalt an organischer Substanz, Imprägnirung mit fäulnissfähigen Stoffen, Durchtränkung mit Abfallwässern — das sind die seit den letzten Decennien geläufigen Bezeichnungen für jenen Zustand des Bodens, in welchem man eine wesentliche Ursache der meisten Infectionskrankheiten und ein entscheidendes Motiv für die Massnahmen der öffentlichen Gesundheitspflege findet.

Geht man aber auf die ersten Anfänge dieser jetzt weitverbreiteten Anschauung zurück, so erkennt man leicht, dass es sich hier eigentlich um eine Hypothese handelt, deren Bestätigung erst durch die nachfolgenden Untersuchungen geliefert werden sollte und durch welche ursprünglich nur gewisse leitende Gesichtspunkte für diese Untersuchungen gegeben wurden. Ehe eine solche Bestätigung erfolgt war, konnte streng genommen nur die Möglichkeit zugegeben werden, dass vielleicht eine gewisse Beziehung zwischen Bodenverunreinigung und Infectionskrankheiten sich nachweisen lässt.

Von diesem hypothetischen Charakter ist an der Lehre vom Einfluss der Bodenverunreinigung, wie dieselbe heute in den meisten Schriften über öffentliche Gesundheitspflege vorgetragen wird, wenig mehr zu bemerken. Der Causalnexus zwischen angehäufter organischer Substanz im Boden und der Entwickelung und Ausbreitung der meisten epidemischen Krankheiten scheint vielmehr vollkommen festzustehen und für einen grossen Theil der öffentlichen Gesundheitspflege das wissenschaftliche Fundament zu bilden, an dem nicht gerüttelt werden darf.

Diese feste Ueberzeugung von der hohen und fast ausschliesslichen Bedeutung der Bodenverunreinigung lässt in neuerer Zeit vielfach die nöthige Objectivität bei der Beurtheilung der beobachteten Einzelfälle vermissen. Es ist nichts ungewöhnliches, dass eine einfache und ganz selbstverständliche Coincidenz in das Verhältniss von Ursache und Wirkung gebracht wird, sobald nur diese Coincidenz sich zwischen Typhus oder Cholera einerseits und einer aufgefundenen, und mit irgend einer analytisch gewonnenen Zahl ausgestatteten „Verunreinigung". andererseits ereignet. — Soll ein Seuchenheerd einer ätiologischen Untersuchung unterworfen werden, so wird meistens zuerst das Wasser untersucht; überschreitet dessen Gehalt an Salpetersäure oder organischer Substanz nicht den „Grenzwerth", so wird nach undichten Gruben, Canälen, nach Schmutzhaufen in irgend einem Winkel, nach riechenden Abtritten gesucht; wird auch das nicht gefunden, so muss der nächste Fluss, Teich oder dergl. mit seiner unvermeidlichen Verunreinigung den Grund für das Auftreten der Infectionskrankheit abgeben. — Sobald eine solche grobsinnlich oder mit analytischen Hilfsmitteln wahrnehmbare Anhäufung von Schmutz oder organischer Substanz entdeckt ist, ist auch jede weitere ätiologische Forschung überflüssig; denn der erhaltene Befund liefert jeden gewünschten Aufschluss und eine durchaus zureichende Erklärung.

Namentlich die englischen Medicinalbeamten entwickeln eine staunenswerthe Virtuosität in der Eruirung der Typhusätiologie. Ungefähr nach dem eben gegebenen Schema gelingt es ihnen, fast jede Typhusepidemie auf ihre Ursache zurückzuführen; sie sind daher in der glücklichen Lage, ihre Berichte meistens positiv abfassen zu können und nur selten findet sich in denselben ein praktisch so schlecht verwerthbares negatives Resultat ihrer ätiologischen Bemühungen.

Bedenkt man andererseits, wie wenig die allgemeine Pathologie von den Ursachen und der Verbreitungsart des Typhus und der verwandten Krankheiten weiss, wie selbst über seine Contagiosität oder Nichtcontagiosität noch gestritten wird, wie es zweifelhaft ist, ob und welche Organismen, und ob überhaupt derartige specifische Krankheitsstoffe bei seiner Entstehung betheiligt sind, so kann man sich in der That nicht genug über den seltsamen Contrast wundern, in dem jene bestimmten Anschuldigungen der Bodenverunreinigung zu den unentschiedenen Resultaten der wissenschaftlichen Forschung stehen; und es liegt sehr nahe, dass eine solche Art der Beweisführung nicht überzeugend wirkt, sondern im Gegentheil eine jede Betheiligung der Bodenverunreinigung in Zweifel ziehen und jede dahin zielende Untersuchung mit Misstrauen aufnehmen lässt. — Die neueren wissenschaftlichen Untersuchungen über die Wirkungsweise faulender Substanzen; die sich mehrenden Entdeckungen specifischer Organismen, die nichts mit der Fäulniss gemein haben; der geradezu hemmende Einfluss der Fäulniss auf die Wirkungsfähigkeit inficirender Substanzen; der hervortretende Mangel der Identität zwischen fäulnisswidrigen und desinficirenden Stoffen — sind wohl dazu angethan, diese Zweifel zu nähren.

Dennoch ist wohl festzuhalten, dass jene Hypothese zwar keineswegs erwiesen, aber auch durchaus nicht völlig widerlegt ist. Man muss immerhin die Möglichkeit zugeben, dass eine gewisse ätiologische Beziehung zwischen Bodenverunreinigung und Infectionskrankheiten besteht; aber dieser Zusammenhang muss erst nachgewiesen werden, und bedarf besserer Beweismittel, als bisher vorgebracht worden sind.

Es ist von vorn herein wahrscheinlich, dass ein solcher Beweis am leichtesten durch experimentelle Beobachtung erbracht werden kann; aber vielleicht kann auch die statistische Erhebung in Verbindung mit Bodenuntersuchungen zu gewissen Aufschlüssen führen. Alsdann hat diese aber jedenfalls nach bestimmten Gesichtspunkten zu verfahren, die den Ergebnissen eine wirklich beweisende Kraft ertheilen.

Eine solche Statistik würde vor allem zeitliche und örtliche Differenzen in der Bodenbeschaffenheit mit den Bewegungen der Infectionskrankheiten zu vergleichen haben.

Die zeitlichen Differenzen sind schwer zu beobachten. Es giebt zwar eine Reihe von Städten, in denen in den letzten Jahren eine Reinigung des Bodens durch Canalisation, geregelte Abfuhr oder dergl. bewirkt ist, und in welchen man daraufhin eine Abnahme der Infectionskrankheiten bemerkt haben will.

Nun ist es aber eine an allen Orten beobachtete Eigenthümlichkeit der Infectionskrankheiten, dass ihr Auftreten zeitlichen Schwankungen unterliegt, auch ohne dass an dem Boden etwas geändert wird. Stets wiederholen sich Perioden, in denen der Typhus stark auftritt, und welche oft nur einzelne Monate oder Jahre, manchmal aber auch Reihen von 10 und mehr Jahren umfassen; und dann folgen wieder kürzere oder längere Perioden, in denen die Typhusmortalität auf ein Minimum herabgeht. Die Statistik der exquisiten Typhusstädte, wie Basel, München etc. ist in dieser Beziehung höchst frappant.

Es gehört folglich mindestens eine sehr lange Beobachtungszeit dazu, um zu constatiren, dass eine zeitliche Schwankung der Typhusmortalität nicht in die Grenzen der gewöhnlichen Periodicität fällt, sondern auf eine besondere Ursache zurückgeführt werden muss. — Und ferner würde erst eine gleichmässige und ausnahmslos mit demselben Resultate angestellte Beobachtung in vielen verschiedenen Städten den Schluss auf die directe Beeinflussung der Typhusbewegung durch eine bestimmte, einzelne Ursache gestatten.

Lange Perioden, die Jahrzehnte umfassen, lassen aber eine solche Vergleichung der Mortalität gar nicht mehr zu. Man könnte die beobachtete Veränderung ja nur dann auf eine einzelne Ursache zurückführen, wenn durchaus keine anderen Einflüsse auf die Sterblichkeit einwirken, oder wenn wenigstens alle diese anderweitigen Ursachen während des ganzen langen Zeitraums sich gar nicht verändert haben. — Und das ist natürlich niemals der Fall; namentlich nicht in unserem Zeitalter der hygienischen Bestrebungen, in welchem neben der Reinigung des Bodens noch eine grosse Menge wahrhaft sanitärer Maassregeln einhergehen.

Namentlich für die Beurtheilung der bekannten vergleichenden Statistik englischer Städte ist sehr wohl zu berücksichtigen, was alles ausser der Canalisation in den dort angeführten Städten geschehen ist, um die Gesundheit zu fördern. Nicht genug kann betont werden, dass diese ganze Statistik ja immer nur auf die Mortalität an Typhus etc. aufgebaut ist. Daraus geht sofort hervor, dass schon eine bessere Behandlungsweise der Erkrankten günstigere Zahlen hervortreten lassen muss. Jene späteren Perioden sind aber gerade diejenigen, wo die verständigere Therapie und namentlich die Kaltwasserbehandlung beim Typhus allgemein eine viel geringere Mortalität der Kranken verursachte. Ferner wurde durch Bau und Besserung der Hospitäler, durch Gründung von Krankenkassen, durch eine Regelung der Armenpflege eine bessere Behandlung der Erkrankten erzielt. Dazu kommen eine Reihe wichtigster Präventivmassregeln; kaum eine Seite des menschlichen Bedarfs ist in jener Zeit der sanitären Reformen unberührt geblieben. Die Wohnungsverhältnisse wurden in energischer Weise regulirt; in manchen jener Städte wurden geradezu ganze Quartiere niedergerissen, die den sanitären Anforderungen nicht entsprachen. Die Kost der arbeitenden Bevölkerung wurde durch Volksküchen und Suppenanstalten gebessert. Der Beschäftigung wurde grosse Aufmerksamkeit zugewandt; Kinder- und Frauenarbeit eingeschränkt; gesundheitsschädliche Gewerbe überwacht.

Diese ganze Summe hygienischer Reformen hat in den letzten Jahrzehnten an den meisten Orten, bald in höherem, bald in geringerem Grade ihre Wirksamkeit entfaltet. Schon die kurze Anführung der vielfachen darin verborgenen Ursachen für eine günstigere Mortalität muss genügen, um es als ganz unmöglich erscheinen zu lassen, aus einer beobachteten geringeren Sterblichkeit nun gerade auf eine einzelne solche Ursache, z. B. die Canalisation oder Bodenreinigung zurückzuschliessen. Dazu kommt noch, dass auch eine gleichmässige statistische Zahlenerhebung, wie sie doch für solche Vergleichungen erforderlich ist, für längere Zeiträume kaum möglich ist.

Will man nämlich die Mortalität an Typhus in Procentzahlen der allgemeinen Sterblichkeit geben, so müsste, damit vergleichbare Zahlen resultirten, die letztere gleichbleiben oder in bestimmtem und bekanntem

Verhältniss sich ändern. Das ist aber natürlich durchaus nicht der Fall. Die wechselnde Sterblichkeit der Säuglinge, die contagiösen Kinderkrankheiten, Pocken oder Choleraepidemieen beeinflussen die allgemeine Mortalität in ganz unberechenbarer Weise.

Giebt die Statistik die Mortalität in Procenten der Lebenden, so ist andererseits eine Gleichartigkeit der Bevölkerung vorausgesetzt. Auch diese ist aber in den seltensten Fällen vorhanden. Namentlich die rasche Ausdehnung der Städte verändert leicht die Zusammensetzung der Bevölkerung; wo die nächstgelegenen Dörfer als Vorstädte sich entwickeln, zieht ein grosser Theil der ärmeren arbeitenden Bevölkerung dorthin, die Mehrzahl der unehelichen Kinder endet dort ihr Leben; werden diese Vororte nicht zum Stadtgebiet gezählt, so wird eine scheinbare Besserung der Mortalität eintreten. — In demselben Sinne kann die Statistik sich ändern dadurch, dass die einzelne Altersklassen mit geringster Mortalität in grösserer Menge in einer Stadt sich ansammeln; Entwickelung des Handels, Errichtung grösserer Lehranstalten, industrielle Unternehmungen können in solcher Weise wirken, wie dies z. B. schlagend das Beispiel von Frankfurt vor und nach 1866 zeigt.

Dieser kurze und keineswegs vollständige Abriss der Schwierigkeiten einer Statistik, die aus zeitlichen Differenzen Rückschlüsse auf einzelne Ursachen machen will, möge genügen, um zu zeigen, dass die bisher gegebenen statistischen Beobachtungen durchaus nicht im Stande sind, ätiologisch verwerthet zu werden.

Mehr Erfolg verspricht die vergleichende örtliche Beobachtung. Wenn in einigen Städten trotz aller sanitärer Reformen die Typhussterblichkeit höher bleibt als in anderen, die eine im übrigen ähnliche zusammengesetzte Bevölkerung haben; und wenn namentlich in verschiedenen Theilen ein und derselben Stadt — die weit eher eine vergleichende Statistik gestatten — grosse Differenzen in der Disposition für Infectionskrankheiten hervortreten, so ist hier eine Erforschung der Ursache vielleicht möglich; und man kann namentlich versuchen, jene Schwankungen der Mortalität mit der Bodenverunreinigung zu vergleichen.

Alsdann können aber unbedingt nur Zahlen*reihen* beweisen. Der Einzelfall ist vollständig irrelevant. Es handelt sich um eine Eigenschaft des Bodens, die fast überall da ist, wo Menschen wohnen; je dichter die Bevölkerung, je ärmlicher und schlechter genährt sie ist, um so mehr ist auch in weitaus der Mehrzahl der Fälle der Boden verunreinigt. Es ist also gar nicht anders zu erwarten, als dass auch die Mehrzahl der registrirten Typhusepidemieen etc. mit einem in gewissem Grade verunreinigten Boden zusammengehen. Begleitet eine solche Eigenschaft für gewöhnlich den Menschen, so kann man doch nicht eine Krankheitsursache darin finden, dass auch bei erkrankten Menschen häufig jene Begleiterscheinung gefunden wird. Jede beliebige weit verbreitete andere Eigenschaft des Bodens, der Wohnung; jede Lebensgewohnheit des Menschen würde auf solche Weise als ätiologisches Moment nachgewiesen werden können. — Alle die von Zeit zu Zeit veröffentlichten Beobachtungen, wo Typhusepidemieen und Schmutz in Boden oder Wasser oder im Hause zusammengefallen sind, können so weder für sich, noch addirt als Summe, irgend eine Beweiskraft beanspruchen.

Um zu überzeugen, müsste z. B. der Nachweis der völligen Immunität eines jeden ganz reinen Bodens erbracht werden; daran ist aber deshalb gar nicht zu denken, weil jeder bewohnte Boden in gewissem Grade verunreinigt ist und es sich nur um quantitative Differenzen handeln kann. In diesem Falle würde nur dann ein gültiger Beweis geliefert sein, wenn festgestellt wäre, wie viel Procent der auf unreinerem Boden lebenden Einwohner erkranken und wie viel Procent der auf reinerem Boden lebenden; und wenn dabei — unter übrigens durchaus vergleichbaren Verhältnissen — die Entscheidung stets zu Gunsten der letzteren ausgefallen wäre; erst dann würde mit Recht einem gewissen hohen Grade der Bodenverunreinigung ursächliche Bedeutung beizumessen sein.

Derartige Untersuchungen sind aber noch niemals ausgeführt, und namentlich fehlt es fast gänzlich an ausgedehnteren Bodenanalysen, ohne welche doch eine Vergleichung zwischen der Mortalität und dem Grade der Bodenverunreinigung gar nicht möglich ist.

Ich habe ähnliche statistische Beobachtungen zuerst mit Hülfe der Trinkwasseranalyse versucht.[1] Dieselben ergaben ein durchaus anderes Resultat, als man erwarten durfte: die Bewegung der Typhussterblichkeit correspondirte nicht mit der Verunreinigung des Wassers, sondern sie zeigte gerade entgegengesetzte Schwankungen.

Zugleich habe ich jedoch nachweisen können, dass durch das Trinkwasser in der Mehrzahl der Fälle nicht sowohl die Verunreinigung des Bodens, als vielmehr andere Eigenthümlichkeiten der Bodenbeschaffenheit zum Ausdruck gebracht werden. Es bleibt deshalb also die Möglichkeit, dass dennoch die Typhussterblichkeit mit der Bodenverunreinigung zusammengeht, so lange bestehen, bis man durch directe Bodenuntersuchungen ein zuverlässigeres Urtheil über den Grad der Bodenverunreinigung hat gewinnen können.

Ergeben dann aber auch solche vergleichende Bodenuntersuchungen ein ähnliches Resultat wie die Trinkwasseranalysen, zeigt sich, dass die

---

[1] Zeitschrift f. Biologie, Bd. XIII, p. 425.

Städte mit starker Typhusmortalität einen durchschnittlich reinen Boden, die immunen Orte dagegen häufig verunreinigten Boden haben; zeigt sich ferner, dass in ein und derselben Stadt die Quartiere der grössten Typhusfrequenz und die der stärksten Bodenverunreinigung nicht zusammenfallen, sondern meist aus einander liegen: so findet die Hypothese, dass ein hoher Grad von Bodenverunreinigung für gewisse Infectionskrankheiten die Ursache und conditio sine qua non bildet, ebensowenig einen Halt in der hygienisch-statistischen Untersuchung, wie in dem pathologischen Experiment.

Gelegentlich der Berliner Canalisationsarbeiten habe ich vielfach dem Strassenboden Proben entnommen und analysirt, und zwar habe ich entsprechend den oben gegebenen Ableitungen wesentlich nach zwei Gesichtspunkten Zahlen zu sammeln gesucht. Einmal wollte ich die absolute Grösse der vorkommenden Verunreinigungen kennen lernen; ich wollte sehen, welche Werthe an freien Plätzen und in grösserer Tiefe auftreten, wo der Boden jedenfalls so rein ist, als er jemals in belebteren Strassen nahe der Oberfläche erhalten werden kann, und welche Zahlen andererseits an exquisit dicht bewohnten Stellen gefunden werden.

Zweitens wollte ich die gewonnenen Zahlen mit der Statistik der Typhusmortalität in ähnliche Verbindung bringen, wie ich dies früher beim Trinkwasser gethan habe. — Jedoch konnte ich zu diesem Zwecke vorläufig nur einen kleinen Beitrag von Zahlen liefern, da wir noch über sehr wenig Bodenuntersuchungen verfügen, und das Material weder für die Vergleichung innerhalb einer Stadt, noch zwischen verschiedenen Städten annähernd ausreicht. Hier müssen noch zahlreiche Analysen die vorhandenen Lücken ergänzen.

Durch welche analytische Methode am sichersten der hier interessirende Grad der Bodenverunreinigung ermittelt wird, ist zur Zeit noch nicht zu entscheiden. Ich habe vorläufig nur Glühverlust und organischen N bestimmt. Chloranalysen geben im Boden einen zu geringfügigen Ausschlag, CO_2-Bestimmungen haben gerade in letzter Zeit eine sehr wechselnde Werthschätzung erfahren. — Der N kann vielleicht noch am besten einen annähernden Aufschluss über das Maass organischer Verunreinigung im Boden geben. — Gegen die Bestimmung des Glühverlustes — selbstverständlich unter Ersatz der CO_2 — lassen sich im Ganzen dieselben Einwände erheben, wie gegen dieselbe Bestimmung beim Trinkwasser. Ich lege daher auch nur dann den Zahlen für den Glühverlust einen gewissen bestätigenden Werth bei, wenn sie sich correspondirend mit den N-Werthen verändern. — Das ist allerdings in der Mehrzahl der Analysen der Fall.

Die N-Bestimmungen [mittelst Natronkalk] konnten mit dem Berliner gleichförmigen Sandboden direct, ohne Trennung in gröbere und feinere Bestandtheile, vorgenommen werden; Quantitäten von etwa 10 Grm. geben hinreichende Ausschläge. Die angegebenen Zahlen sind Mittel aus zwei Controlbestimmungen.

Berliner Boden.

	Glühverlust pro 1000 Grm.	N pro 1000 Grm.
1) Belle-Allianceplatz am Halle'schen Thor, $2^1/_2$ M. Tiefe	3,7 Grm.	0,10 Grm.
2) dito, 5 Meter Tiefe	3,2 „	0,054 „
3) dito, 3 Meter Tiefe, in der Nähe der Friedrichstrasse	8,0 „	0,344 „
4) Lindenstrasse, Ecke der Hollmannstrasse, $^1/_2$ M. Tiefe	20,5 „	0,58 „
5) dito, $1^1/_2$ M. Tiefe	6,8 „	0,071 „
6) Alte Jacobsstrasse 124, 1,5 M. Tiefe; aufgeschütteter Boden bis 1,6 M.	35,3 „	0,98 „
7) Alexandrinenstrasse, Ecke der Ritterstrasse, 1,2 M. Tiefe, Grenze des Aufschutts	20,7 „	0,62 „
8) Prinzenstrasse am Moritzplatz, 1,2 M. Tiefe, mit etwas Schutt gemischt	24,9 „	0,85 „
9) Oranienstrasse, Ecke der Alexandrinenstrasse, 1 M. Tiefe	11,4 „	0,64 „
10) dito, 1,5 Meter Tiefe	17,5 „	0,75 „
11) dito, 2 Meter Tiefe	22,9 „	1,22 „
12) Adalbertstrasse, Ecke der Naunynstrasse, 0,5 M. Tiefe	13,5 „	0,7 „
13) Engelufer, 0,5 M. Tiefe	8,4 „	0,37 „
14) Köpenickerstrasse, Ecke der Manteuffelstrasse, 0,5 M. Tiefe, Aufschutt bis zu 2 M. Tiefe	37,0 „	0,854 „
15) dito, 1 M. Tiefe	39,0 „	0,885 „
16) dito, 1,5 M. Tiefe	59,0 „	1,77 „
17) Lausitzerstrasse, Ecke der Waldemarstrasse, 0,5 M. Tiefe	9,2 „	0,33 „
18) dito, 1 M. Tiefe	12,0 „	0,56 „
19) Unterbaumstrasse, aufgeschütteter Boden, 0,6 M. Tiefe	17,4 „	0,56 „
20) dito, 2 M. Tiefe	10,3 „	0,823 „

	Glühverlust pro 1000 Grm.	N
21) dito, 2,9 M. Tiefe	21,6 „	1,04 „
22) Friedrichstrasse 125, 0,5 M. Tiefe	38,3 „	0,821 „
23) Elsässerstrasse, Ecke der kleinen Hamburgerstrasse, 0,75 M. Tiefe	14,9 „	0,783 „
24) Chausséestrasse, am Stettiner Bahnhof, 0,5 M. Tiefe	5,9 „	0,22 „
25) dito, 4,95 M. Tiefe (Grundwasser)	2,7 „	0,0 „
26) Scharnhorststrasse, 0,6 M. Tiefe	14,4 „	0,184 „
27) dito, 1,5 M. Tiefe	5,0 „	0,094 „

Für einige Bodenproben aus Leipziger Strassen erhielt ich folgende Zahlen: (Durchweg nicht aufgeschütteter Boden, überall lehmiger Sand oder lehmiger Kies.)

	Glühverlust pro 1000 Grm.	N
28) Fürstenstrasse, $1^1/_2$ M. Tiefe	69,1 Grm.	2,38 Grm.
29) dito, 1 M. Tiefe	29,7 „	0,684 „
30) Webergasse, $^1/_2$ M. Tiefe	32,7 „	0,721 „
31) dito, 1 M. Tiefe	35,0 „	1,11 „
32) Mühlgasse, $^1/_2$ M. Tiefe	20,0 „	0,518 „
33) dito, 1 M. Tiefe	22,7 „	0,66 „
34) Sternwartenstrasse, $^1/_2$ M. Tiefe	22,6 „	0,784 „
35) Ulrichsgasse, $^1/_2$ M. Tiefe	12,6 „	0,32 „

Zum Vergleich füge ich einige Zahlen hinzu, die Wolffhügel für Münchener Strassenboden erhalten hat[1]; und eine Zahlenreihe, die von Fleck[2] im Dresdener Boden gefunden wurde.

Der Münchener Boden ist in der Nähe der Siele ausgehoben; im Durchschnitt mehrerer Beobachtungen fand W. folgende Zahlen, die Kgrm. pro Cbm. Boden [also etwa 1:2600] bedeuten:

	in kaltem Warser löslich:	in kaltem Wasser unlöslich:	
	Glühverlust:	Glühverlust:	Stickstoff:
vor 1867	0,076	3,406	0,073
seit 1867	0,103	3,316	0,040

---

[1] Zeitschr. f. Biol. XI p. 469.

[2] 5. Jahresb. üb. d. Medicinalwesen in Sachsen. Dresden 1875.

Fleck fand beispielsweise in 1 Kgrm. Boden:

	Glühverlust:	N.:
gelber Sand, 2 M., Priessnitzstrasse	7,08 Grm.	0,44 Grm.
dunkler Sand, 0,9 M., Löbauerstrasse . . .	6,13 „	0,08 „
lehmiger gelber Sand, 1,7 M., Mitte des Albertplatzes	16,37 „	0,27 „
gelber Sand, 2 M., Hauptstrasse, Ecke des Marktes	2,74 „	0,02 „
brauner, lehmiger Kies, 1,25 M., Altmarkt .	26,46 „	0,5 „
dunkelgrauer Thon, 2 M., Wilsdrufferstrasse .	39,67 „	0,87 „
schwarzer lehmiger Sand, 1,1 M., Friedrichstrasse	62,25 „	1,64 „
1,5 M., Friedrichstrasse, gelber Lehm . . .	16,51 „	0,02 „
gelber Sand, 1,2 M., Camenzerstrasse . . .	5,3 „	0,04 „

Diese Zahlen genügen zwar nicht, um weittragende Consequenzen abzuleiten, aber sie lassen immerhin einige interessante Thatsachen erkennen.

Zunächst zeigt sich, dass Ngehalt und Glühverlust eines Bodens in erster Linie abhängig sind von der mechanischen Structur und der Korngrösse; eine Thatsache, die den Landwirthen längst geläufig ist. Der grobe Geröllboden Münchens zeigt verschwindend geringe Verunreinigung, der Berliner Sand und der Dresdener gemischte Boden schon bedeutend mehr, der Leipziger dichte, fast stets mit Lehm untermischte Boden zeigt durchweg starke Verunreinigung und stellenweise extremsten Ngehalt.

Dem gegenüber ist zur Genüge bekannt, wie die Mehrzahl der sog. „Bodenkrankheiten“ in ihrem Auftreten in den genannten Städten ein durchaus entgegengesetztes Verhalten zeigen; und wie gerade die bestfundirte Hypothese über die locale Disposition zu Infectionskrankheiten einen groben Geröllboden für gefährlich erachtet, dagegen dem lehmigen und zu stärkster Verunreinigung disponirten Boden eine gewisse Immunität zuschreibt.

Zweitens hängt die Menge des N's und des Glühverlustes, der im Boden gefunden wird, in Berlin namentlich noch davon ab, ob man es mit aufgeschüttetem oder gewachsenem Boden zu thun hat. Nur in ersterem kommen Verunreinigungen vor, die selbst den dichten Boden Leipzigs übertreffen. — Die bis jetzt von mir ermittelten Zahlen reichen noch nicht aus, um den statistischen Nachweis der Vorliebe oder der Indifferenz von Infectionskrankheiten gegen solchen aufgeschütteten Boden zu versuchen.

Endlich ist drittens noch bemerkenswerth, dass fast nirgends, selbst in der Mitte freier Plätze und in grösserer Tiefe, sich ein vollständiges Fehlen des N's und der verbrennlichen organischen Substanz ergiebt. Eine nur einigermassen vollkommene Reinigung des Bodens durch Canalisation oder Abfuhrsysteme erscheint danach als eine einfache Unmöglichkeit, namentlich in Städten mit dichtem Untergrund.

Es würde von grossem Interesse sein, mit den chemischen Analysen auch die mikroskopische Untersuchung des Bodens zu verbinden und namentlich festzustellen, ob nicht ein Boden von relativ geringem Ngehalt doch vollkommen ausreichende Nährsubstanz für reichliche Entwicklung von Mikroorganismen bietet. Bei einer dahin abzielenden Untersuchungsreihe bin ich vorläufig auf mannigfache Schwierigkeiten gestossen, die mich veranlassen, mit der Mittheilung der bisherigen Resultate noch zurückzuhalten. — Es liegt aber bereits eine ähnliche Versuchsreihe vor, aus welcher interessante Ergebnisse zu entnehmen sind; und zwar sind dies die von Dr. Birch-Hirschfeld angestellten Untersuchungen derselben Bodenproben Dresdens, die auch zur chemischen Analyse dienten. Die Proben wurden mit Wasser geschüttelt; zunächst wurde diese Schüttelflüssigkeit mikroskopisch untersucht, dann ein Tropfen derselben in Nährflüssigkeit gebracht, und die Bacterienentwicklung in dieser abgewartet. Birch-Hirschfeld fand beispielsweise für die beiden Bodenproben mit geringstem Ngehalt:

Boden aus der Hauptstrasse: In der Schüttelflüssigkeit Trübung durch Bacterien. In der Culturflüssigkeit nach 4 Tagen beträchtliche Trübung; später Bacteriendecke etc.

Boden aus der Friedrichstrasse (1,5 Meter): In der Culturflüssigkeit nach 8 Tagen Bacterienhaut und graue Trübung der Flüssigkeit vorwiegend durch bacterium termo.

Birch-Hirschfeld legt selbst mit grosser Schärfe die Fehlerquellen der von ihm angewandten Methoden dar. — Weitere Versuche, mit verbesserter Methode und mit mehrfach variirter Versuchsanordnnng werden zu gesicherteren Resultaten führen und weitere Schlüsse auf die hygienische Bedeutung der Bodenverunreinigung gestatten.

IV.

Beitrag zur Kenntniss der Kost in öffentlichen Anstalten.

Die von Pettenkofer und Voit abgeleiteten Gesetze der Ernährung des Menschen erlangen namentlich da eine hohe praktische Bedeutung, wo die Auswahl der Qualität und der Menge der Nahrung nicht von dem freien Ermessen des Einzelnen abhängt, sondern wo im Voraus durch andere Personen der Antheil und die Art der Kost bestimmt wird, welche ein Individuum nähren und seinen Körperbestand erhalten soll.

Dieser Fall ist repräsentirt in den meisten öffentlichen Anstalten mit gemeinsamer Verpfleguug; in den Gefangenanstalten, den Armen- und Versorgungshäusern, beim Militär etc. Es ist daher mit Recht der Ernährungsweise in diesen Anstalten ganz besondere Aufmerksamkeit zugewandt worden, und fast ununterbrochen laufen Untersuchungsreihen über die Frage, in wie weit die bestehenden Kostsätze dieser Anstalten den Anforderungen der Nahrungshygiene Rechnung tragen.

Die Frage hat sich im Verlauf der Untersuchungen als eine sehr complicirte herausgestellt und ihre definitive Entscheidung ist vorläufig noch in weitere Ferne gerückt. Die zahlreichen Versuche, die Voit und seine Schüler[1] ausgeführt haben, konnten vielfach schon jetzt praktisch verwerthbare Resultate geben; anderseits aber zeigten sie immer überzeugender die Nothwendigkeit, durch zahlreiche weitere Versuche sichere Grundlagen für die Ernährungslehre des Menschen zu schaffen. — Auch in diesem Gebiet der Hygiene wird es sich zunächst nicht um abschliessende Arbeiten handeln können, sondern um kleine Beiträge, die theils

---

[1] Vgl. C. Voit, über die Kost in öffentlichen Anstalten. Zeitschrift f. Biologie, XII, 1. — Forster, Beiträge zur Ernährungsfrage. ib. IX, 381. — Voit, über die Unterschiede der animalischen und vegetabilischen Nahrung etc. Sitzungsber. der Münchner A. d. Wissenschaft. math.-phys. Cl. 9. Dec. 1869. — Voit, Untersuchung der Kost in einigen öffentl. Anstalten, in Verbindung mit Dr. J. Forster, Dr. F. Renk und Dr. A. Schuster, zusammengestellt von Prof. C. Voit. München 1877. (S. dort auch die übrige Literatur.)

Lücken ausfüllen, häufig aber gerade das Bedürfniss weiterer Untersuchungen aufdecken. In diesem Sinne theile ich im Folgenden aus meinen im Laufe der Jahre 1874—78 gemachten Untersuchungen einige Ergebnisse mit.

Für die Normirung der Kost in öffentlichen Anstalten sind wesentlich 3 Gesichtspunkte von Bedeutung. Vor allem wird es sich fragen, ob die gebotene Kost hinreichenden Nährwerth besitzt; ob sie im Stande ist, den Körper und seine Leistungsfähigkeit zu erhalten. Zweitens wird in den genannten Anstalten aus ökonomischen Rücksichten eine möglichst billige Nahrung gewählt werden müssen; jedoch darf dies nur in so weit geschehen, als dadurch jenes erste Princip nicht beeinträchtigt wird. Drittens muss die Nahrung ein Volumen haben, das zur Sättigung ausreicht und muss so zubereitet sein und in solcher Abwechselung gegeben werden, dass sie keine Verdauungsbeschwerden macht und ohne Widerwillen genossen wird.

Der zureichende Nährwerth einer Kost ist anscheinend leicht zu ermitteln. Durch die Voit'schen Untersuchungen ist bekannt, dass ein Arbeiter mittlerer Constitution 118 Grm. Eiweiss = 18,3 N, 56 Grm. Fett und 500 Grm. Kohlehydrate bedarf; auch einzelne Schwankungen dieses Bedarfs für andere Constitutionen, verschiedene Lebensalter und verschiedenes Geschlecht sind durch Analysen ermittelt. Keineswegs freilich sind die Erhebungen in dieser Beziehung so zahlreich, wie es für eine Durchschnittsziffer von so grosser Bedeutung nöthig und wünschenswerth ist.

Jene Normalzahl ist durch Analysen der Ausscheidungen in Harn, Koth und Respiration gewonnen. Der Koth enthielt 2,0 Grm. N; betrachtet man denselben als lediglich aus nicht resorbirter Nahrung herstammend — was strenggenommen nicht ohne weiteres zulässig ist — so bleiben 16,3 Grm. N = 105 Grm. Eiweiss, die pro Tag resorbirt werden und in die Körpersäfte übertreten müssen; ebenso ist auch die Menge von 56 Grm. Fett und 500 Grm. Kohlenhydraten so berechnet, dass dieselben nicht nur in den Darm eingeführt, sondern auch zur Aufnahme und im Körper zur Function gelangen müssen.

Andererseits liegen eine sehr grosse Menge von Analysen der Nahrungsmittel vor, die den Gehalt derselben an N, Fett und Kohlehydraten ermittelt haben. Man vergleiche in dieser Beziehung die neueste Zusammenstellung derartiger Analysen durch Dr. J. Koenig[1].

Scheinbar ist damit genug geschehen, um das Ausreichende oder Unzulängliche einer Kost zu bestimmen. Es ist nichts nöthig als eine Berechnung des Gehalts der gegebenen Nahrung an N, Fett und Kohle-

[1] Berlin 1879.

hydraten und ein Vergleich mit jener Normalzahl für den Nahrungsbedarf, um sofort zu einem entscheidenden Urtheil zu gelangen. — Vielfach wird auch in der That der Nährwerth einer Kost in solcher Weise bestimmt.

Schon längst hat aber Voit gezeigt, dass die Zerlegung der Nahrungsstoffe in unserem Körper durchaus nicht in demselben Grade möglich ist, wie bei der Verbrennung im Laboratorium. Unter den verschiedensten Umständen kann eingrosser Theil des N's, des Fettes den Darm passiren, ohne in lösliche Form überzugehen und in die Körpersäfte aufgenommen zu werden. Solcher nicht resorbirter N ist dann für die Ernährung unseres Körpers völlig werthlos.

Wir können demnach durchaus nicht eher über den Nährwerth eines Nahrungsmittels urtheilen, ehe nicht sein Verhalten im menschlichen Körper selbst bekannt geworden ist; erst die Ausnutzbarkeit des vorhandenen N's, Fettes etc. durch den Körper bedingt die Verwendbarkeit desselben für den körperlichen Haushalt.

Auch solche Ausnutzungsversuche, auf welche somit unsere Beurtheilung einer Kost hingewiesen ist, sind nun schon in grosser Zahl angestellt. Aber statt einfache und constante Zahlen zu ergeben, haben dieselben vielmehr gezeigt, dass die Ausnutzungsgrösse eines Nahrungsmittels von vielen wechselnden Factoren abhängig ist und dass es erst nach einer grossen Anzahl weiterer Versuche gelingen wird, Durchschnittszahlen festzulegen und den verschiedenen Bedingungen, unter denen die Darreichung eines Nahrungsmittels stattfindet, entsprechend Rechnung zu tragen.

Man hat zunächst gelernt, dass pflanzliche und thierische Nahrungsmittel in sehr verschieden grosser Menge resorbirt werden; dass letztere ausserordentlich wenig Koth liefern, während von ersteren oft nur wenig mehr als die Hälfte aufgenommen wird.

Neuerdings ist von Rubner im Voit'schen Laboratorium eine sehr grosse Anzahl von Ausnutzungsversuchen ausgeführt worden. Rubner[1] konnte dabei verschiedene weitere Momente aufstellen, welche in mehr oder minder bedeutendem Grade die Resorptionsgrösse beeinflussen. So war zunächst die Menge des genossenen Nahrungsmittels von Einfluss; dann die Entstehung chemischer Zersetzungsproducte, die bei gewissen Formen von Nahrungsmitteln zu Reizung des Darms und zu geringerer Ausnutzung Anlass geben; dann trat die physikalische Beschaffenheit des Nahrungsmittels als bedeutungsvoll hervor; dichte Cellulose entzieht theils die in ihr eingeschlossenen Stoffe den Verdauungssäften,

[1] Zeitschr. f. Biol., XV, 151.

andererseits reizt sie den Darm und bewirkt raschere Entleerung und geringere Ausnutzung der Nahrung.

Wir sehen daraus, dass scheinbar sehr geringfügigen Veränderungen der Nahrung ein höchst beachtenswerther Einfluss auf die Ausnutzung der dargereichten Kost zukommt. Es ist alsdann aber auch geboten, noch weiterhin die verschiedenartigsten Einflüsse zu prüfen; zunächst beispielsweise zu untersuchen, ob die gebräuchlicheren Reizmittel, Bouillon, Wein, Bier, Gewürze etc., die Resorptionsgrösse ändern, ferner ob eine Mischung von Nahrungsmitteln anders ausgenutzt wird, als die einförmige Kost, die man bisher gewöhnlich zu Ernährungsversuchen verwandte; ob ein Fehlen aller Geschmacksreize und statt dessen das Gefühl des Ekels und Widerwillens gegen die Nahrung deren Verdaulichkeit beeinflusst; und endlich ob Ruhe oder körperliche Bewegung sich als bedeutungsvoll erweisen.

Treten aber erheblichere Differenzen schon bei ein- und demselben Individuum hervor, so ist es noch mehr wahrscheinlich, dass auch verschiedene Individuen erhebliche Unterschiede in der Ausnutzung ein- und derselben Nahrung zeigen, je nachdem ihr Verdauungsapparat an andere Kost und an andere Reizmittel gewöhnt ist. — Somit wird auch die Feststellung dieser individuellen Eigenthümlichkeiten Gegenstand weiterer Untersuchungen sein müssen. — Zu der Beantwortung dieser Fragen wollte ich durch die folgenden Versuche einen Beitrag liefern.

Die eine Versuchsreihe stellte ich an mir selbst an. — Ich genoss genau dieselbe Nahrung an 14 auf einander folgenden Tagen; erfahrungsgemäss tritt bei einer solchen gleichmässigen Nahrung stets nach einiger Zeit Ekel und Widerwille auf, namentlich rasch, wenn die Nahrung nur einen Bestandtheil enthält. Ich wählte daher lieber eine aus Milch, Fleisch und Brot gemischte Kost, die in Bezug auf das Fleischquantum ungefähr der gewöhnlich von mir aufgenommenen Fleischmenge entspricht. Diese Nahrung konnte ich bis zu 14 Tagen geniessen; hatte aber während der ganzen letzten Woche mit dem heftigsten Widerwillen und gänzlicher Appetitlosigkeit zu kämpfen und konnte nur mit grosser Mühe mich zum Verzehren des ganzen Nahrungsquantums zwingen.

Während der ersten 3 Tage genoss ich nebenbei etwas Preisselbeeren; hauptsächlich, um eine völlig sichere Abgrenzung des Koths zu ermöglichen; in den nächsten 4 Tagen nahm ich Bordeauxwein in Quantitäten von 500—1000 Ccm. pro Tag zu mir; dann die folgenden 6 Tage je 1000—2000 Ccm. Bier. Ich wollte Versuche mit Bouillon und anderen gebräuchlichen Reizmitteln, sowie mit einigen Medikamenten folgen lassen; jedoch sind mir dieselben theils missglückt, theils auch wurde mir eine längere Fortsetzung der Versuchsreihe unmöglich.

Während ich ferner in den ersten 12 Tagen der Versuchsreihe von Morgens 6 bis Abends 8 Uhr ununterbrochen die auch körperlich anstrengende Arbeit im Laboratorium verrichtete, verhielt ich mich die beiden letzten Tage möglichst ruhig in sitzender oder liegender Stellung.

Die Nahrung bestand aus 1 Liter Milch, die ich des Morgens zwischen 6 und 7 Uhr genoss, 300 Grm. Fleisch zum Mittag- und 200 Grm. zum Abendessen, ferner 150—200 Grm. Weissbrod und 60 Grm. Butter.

Die Milch wurde täglich analysirt; der N-Gehalt des Fleisches wurde, nachdem es sorgfältig ausgeschnitten und von allem Fett und Sehnen befreit war, zu 3,4 Grm. N pro 100 Fleisch angenommen; das Brod wurde nur 2 mal Analysen unterworfen, die unter sich genau übereinstimmten; die Butter wurde stets derselben einmal analysirten Portion entnommen. —

Die Abgrenzung des Koths geschah nach dem Vorgange von Rubner, der mir dies Verfahren im Münchener Institut gezeigt hatte, mit Milch. Ich genoss vor Beginn der Versuchsreihe ein grösseres Quantum von über $1^1/_2$ Liter Milch und die nächste Nahrung erst nach längerer Pause. Die Abgrenzung gelang vollkommen. Ich hatte eigentlich die Absicht, den jedem einzelnen Tage zugehörigen Koth mit Milch kenntlich zu machen und so für jede Tagesmahlzeit getrennte Werthe für die Ausnutzung zu bekommen; und um zunächst sicherere Anhaltspunkte zu gewinnen, fügte ich am 3. und 4. Tage ausserdem Preisselbeeren [34 Grm. unlösliche Trockensubstanz] der Nahrung zu. Es gelang jedoch die gewünschte Abgrenzung nicht mit voller Deutlichkeit; nur an den Tagen, wo ich Rothwein zu Mittag und Abend genoss, war eine Scheidung der einzelnen Portionen möglich; und namentlich war die Differenz zwischen der letzten mit Preisselbeeren genossenen Nahrung des 4. Tages und der Kost des 5. Tages sehr deutlich zu erkennen. — Zur besseren Trennung der Periode zwischen dem 8. und 9. Tag und zwischen dem 12. und 13. Tag wurde die Pause vor und nach der Milchaufnahme wieder möglichst verlängert. Die letzten Faeces wurden durch den folgenden, mit Gemüseresten vermischten Koth einigermaassen isolirt; doch nicht mit aller wünschenswerthen Sicherheit, so dass die letzterhaltenen Zahlen nicht durchaus zuverlässig sind. —

Der 24stündige Harn wurde gesammelt und nach der Voit'schen Methode mit Natronkalk der N bestimmt; die übrigen analytischen Methoden waren durchaus die bei derartigen Versuchen gebräuchlichen. —

Ich erhielt folgende Resultate:

Versuchsreihe A. 1. Periode.

Versuchstag	Nahrung			Versuchstag	Zugehörige Faeces. Menge in Grm.				
		N	Fett		Feucht	Wasser	Trocken-substanz	N	Fett
1.	(excl. Milch)	18,63	55,2						
2.	Versuchs-nahrung,	23,77	82,1	6.	175,8	126,3	49,5	2,34	10,05
3.	dazu am 3. u. 4. Tage	24,0	82,1	7.	126,9	95,0	31,9	1,66	4,76
4.	Preissel-beeren	24,33	83,9	8.	130,5	96,0	34,5	1,70	5,79
	Summe:	90,73	303,3	Summe:	433,2	317,3	115,9	5,70	20,60
				Procentgehalt der feuchten Substanz:		73,2	26,8	1,32	4,76
				Procentgehalt der Trockensubstanz:			100,0	4,91	17,76

Folglich wurden resorbirt:

85,03 Grm. N = 93,72 %.
282,7 „ Fett = 93,2 %.

Es blieben unverdaut:

5,70 Grm. N = 6,28 %.
20,6 „ Fett = 6,8 %.

2. Periode.

Versuchstag	Nahrung			Versuchstag	Zugehörige Faeces. Menge in Grm.				
		N	Fett		Feucht	Wasser	Trocken-substanz	N	Fett
5.	Versuchs-	24,23	83,7						
6.	nahrung	24,16	83,0	10.	126,5	92,8	33,7	1,83	3,97
7.	plus 500 bis 1000 Ccm.	25,1	83,0	11.	58,7	42,8	15,9	1,23	1,64
8.	Rothwein	24,6	79,6	13.	80,3	58,8	21,5	1,54	2,91
	Summe	98,09	329,3	Summe:	265,5	194,4	71,1	4,60	8,52
				Procentgehalt der feuchten Substanz:		73,2	26,8	1,73	3,21
				Procentgehalt der Trockensubstanz:			100,0	6,45	12,0

Folglich wurden resorbirt:

93,49 Grm. N = 95,31 %.
320,78 „ Fett = 97,41 %.

Es blieben unverdaut:

4,60 Grm. N = 4,69 %.
8,52 „ Fett = 2,59 %.

3. Periode.

Versuchstag	Nahrung	N	Fett	Versuchstag	Zugehörige Faeces. Menge in Grm. Feucht	Wasser	Trocken-substanz	N	Fett
9.	Versuchsnahrung plus 1000 bis 2000 Ccm. Bier	24,64	79,6						
10.		24,46	78,6	14.	167,5	119,0	48,5	2,55	7,8
11.		24,64	78,6	15.	184,5	138,7	45,8	2,5	7,5
12.		24,9	81,0	16.	95,0	70,7	24,3	1,49	3,87
	Summe:	98,64	317,8	Summe:	447,0	328,4	118,6	6,54	19,17
				Procentgehalt der feuchten Substanz:		73,47	26,53	1,46	4,29
				Procentgehalt der Trockensubstanz:			100,0	4,91	17,76

Folglich wurden resorbirt:

92,10 Grm. N = 93,37 %.
298,63 „ Fett = 93,97 %.

Es blieben unverdaut:

6,54 Grm. N = 6,63 %.
19,17 „ Fett = 6,03 %.

4. Periode.

Versuchstag	Nahrung	N	Fett	Versuchstag	Zugehörige Faeces. Menge in Grm. Feucht	Wasser	Trocken-substanz	N	Fett
13.	Ruhe	24,65	81,0	17.	161,7	126,3	35,4	2,44	4,55
14.		23,8	77,7	18.	45,5	33,5	12,0	0,68	3,4
	Summe:	48,45	158,7	Summe:	207,2	159,8	47,4	3,12	7,95
				Procentgehalt der feuchten Substanz:		77,1	22,9	1,5	3,84
				Procentgehalt der Trockensubstanz;			100,0	6,8	16,8

Folglich wurden resorbirt:

45,32 Grm. N = 93,56 %.
150,85 „ Fett = 95,0 %.

Es blieben unverdaut:

3,12 Grm. N = 6,44 %.
7,95 „ Fett = 5,0 %.

Versuchstag.	Harn. N.	Nahrung. resorbirter N.
1.	22,02 Grm.	—
2.	24,0 „	—
3.	23,9 „	—
4.	25,8 „	—
Summe:	95,72 „	= 85,03
5.	25,8 „	—
6.	25,8 „	—
7.	27,9 „	—
8.	26,9 „	—
Summe:	106,4 „	= 93,49
9.	28,4 „	—
10.	26,4 „	—
11.	25,4 „	—
12.	26,5 „	—
Summe:	106,7 „	= 92,10
13.	23,8 „	—
14.	24,0 „	—
Summe:	47,8 „	= 45,32
Total =	356,62 „	=315,94

Differenz = – 40,68 Grm. N.

Das Körpergewicht betrug zu Anfang 75,740 Grm.
„ „ „ zu Ende des Versuchs 74,250 „
folgl. 1490 Grm. Abnahme.

Die Differenzen der Resorption sind im Ganzen geringfügig. In der ersten Periode regen offenbar die Preisselbeeren eine etwas lebhaftere Darmbewegung an; die Kothentleerung erfolgt durchschnittlich am 4. Tag; die Ausnutzung des N's und Fett's erreicht nicht ganz die Norm.

In der zweiten Periode, wo durch den Rothwein ein längerer Aufenthalt im Darm bewirkt zu sein scheint und wo die Entleerung erst am 5. bis 6. Tag erfolgt, findet weitaus die günstigste Aufnahme statt; namentlich wird auch das Fett fast völlig resorbirt.

In der dritten Periode tritt wieder die Resorptionsgrösse des ersten Abschnitts ein; und während der Ruhetage zeigt sich wieder eine kleine Besserung der Ausnutzung.

Der Harn liefert während der ganzen Zeit einen höheren N-Gehalt, als die resorbirte Nahrung. Trotz des grossen Fleischquantums war die genossene Kost offenbar nicht geeignet, um bei der geistigen und körperlichen Anstrengung der Versuchstage meinen Körper auf dem Bestande zu erhalten; es hätte, um dies zu erreichen, unbedingt einer grösseren Zufuhr von Kohlehydraten bedurft, die den Eiweissumsatz herabzudrücken vermocht hätten. Alsdann würde mir aber die längere Zeit fortgesetzte Aufnahme derselben Kost unmöglich gewesen sein. —

Entsprechend der stetig höheren N-Ausscheidung im Harn nahm ich während der Versuchsreihe fortwährend an Körpergewicht ab; im Ganzen um 1490 Grm. —

Offenbar geht aus dem Versuchsresultat hervor, dass allerdings wohl gewisse Aenderungen der Resorptionsgrösse ein und derselben Nahrung durch verschiedene Reizmittel bewirkt werden; dass aber die Grenzen, innerhalb deren sich diese Schwankungen bewegen, sehr enge sind. Ausserdem ist auffallender Weise auch das Fehlen von Geschmacksreizen, der Widerwille gegen die Nahrung und das Verzehren derselben ohne allen Appetit, ganz ohne Einfluss auf die Ausnutzung der Nahrung, da in den letzten Tagen eher noch eine geringe Besserung gegenüber der ersten Periode hervortritt. Der krankhafte Zustand, der mit diesen Gefühlen des Ekels und der Brechneigung vielleicht verbunden ist, scheint sich demnach nur auf den Magen zu erstrecken und nicht in die eigentlich resorbirenden Theile des Darms fortzusetzen. —

Im gewöhnlichen Sprachgebrauch bezieht man die „Verdaulichkeit" der Speisen eigentlich nur auf das Verhalten derselben im Magen. Verweilen sie dort lange und erregen während dieser Zeit allerlei Beschwerden und unangenehme Empfindungen, so nennt man die Speisen schwer verdaulich. Trotz solcher Empfindungen, trotz fortgesetzter Magenbeschwerden scheint aber eine Nahrung ebenso vollkommen verdaut und ausgenutzt zu werden, nur dass ihr Uebertritt in den Darm langsamer erfolgen und so die gesammte Ausnutzung langsamer vor sich gehen kann. — Geschmacksreize scheinen daher in der Mehrzahl der Fälle nicht deshalb so wichtig zu sein, weil sie etwa die Resorption der Nahrung erhöhen könnten; sondern vielmehr, weil sie die wesentlichsten Regulatoren der Nahrungsaufnahme sind und es für Erhaltung des Appetits von grosser Wesentlichkeit ist, auch stets für nicht zu langes Verweilen der Speisen im Magen und für Integrität der letzteren zu sorgen. —

In früherer Zeit hat vielfach die Appetitlosigkeit und der Widerwille Kranker gegen die Nahrungsaufnahme dazu geführt, die Patienten auch in den Fällen hungern zu lassen, wo eine Magenaffectiou nicht oder nur in ganz nebensächlichem Grade bestand; und zwar trug zu diesem Verfahren der Glaube mit bei, dass die widerwillig aufgenommene Nahrung doch nicht resorbirt und im Körper ausgenutzt würde. — In neuerer Zeit ist das entgegengesetzte Regime meistens geübt; man sucht namentlich in langdauernden fieberhaften Krankheiten vor allen Dingen und unbekümmert um die Neigung oder Abneigung des Patienten, dem entkräfteten Körper Nahrung zuzuführen; und die Richtigkeit dieses Princips findet in den obigen experimentellen Resultaten weitere Bestätigung.

In völliger Uebereinstimmung findet sich diese Beobachtung am Menschen mit den Ergebnissen des Versuchs am Thier. Man weiss längst, dass die dem Hunde mit Gewalt eingeflösste Nahrung, selbst wenn sie bereits erbrochen war, in genau derselben vollkommenen Weise ausgenutzt wird, als wenn das Thier dieselbe freiwillig gefressen hat.

Wenn somit die Schwankungen der Resorptionsgrösse bei ein und demselben Individuum weniger bedeutend zu sein scheinen und vielleicht einer Verallgemeinerung der bei einmaligem Versuch erhaltenen Resultate nicht hinderlich sind, so fragt es sich ferner, ob grössere Differenzen in der Ausnutzung hervortreten, wenn dieselbe Nahrung von verschiedenen Individuen genossen wird. —

Zu den Versuchen, die ich in dieser Richtung anstellte, schien mir der Diener des hygienischen Instituts in Leipzig sehr geeignet. Es ist bekannt, dass in keinem Lande so wenig Fleisch genossen wird, wie in Sachsen; [pro Kopf der Bevölkerung kommen pro Tag nur 79 Grm., gegen 135 Grm. in Berlin, 177 Grm. in München, 274 Grm. in London]; entsprechend der einheimischen Sitte nährte sich auch der Diener vorzugsweise von vegetabilischer Kost und theilte mit dem Gros der sächsischen Bevölkerung auch die im Ganzen schwächliche Körperconstitution und die geringe körperliche Leistungsfähigkeit. — Die 24stündige N-ausscheidung im Harn betrug bei diesem Diener in der Regel nur zwischen 8 und 10 Grm.

Ich hatte hier also eine Versuchsperson zur Disposition, die einen ziemlichen Contrast gegen meinen vorzugsweise an Fleischnahrung gewöhnten Körper bildete und ich durfte erwarten, dass die Ausnutzung einer reichlichen Fleischkost bei Jenem nicht dieselbe Grösse erreichen würde, wenn überhaupt individuelle Differenzen vorkommen.

Zunächst erhielt der Diener genau die gleiche Kost der ersten Versuchsreihe. Die Abgrenzung des Koths erfolgte auch hier mit Milch; und gelang mit voller Deutlichkeit.

Die erhaltenen Zahlen sind folgende:

Versuch B.

Versuchstag	Nahrung			Versuchstag	Zugehörige Faeces:				
		N	Fett		Feucht	Wasser	Trocken-substanz	N	Fett
1.	Versuchsnahrung wie in der ersten Versuchsreihe	23,73	80,9	3.	24,0	18,2	5,8	0,365	0,94
				4.	238,2	190.3	47,9	3,12	8,23
				Summe:	262,2	208,5	53,7	3,485	9,17
				Procentgehalt der feuchten Substanz:		79,5	20,5	1,33	3,5
				Procentgehalt der Trockensubstanz:			100,0	6,49	17,1

Folglich wurden resorbirt:	Es blieben unverdaut:
20,245 Grm. N = 85,3 %.	3,485 Grm. N = 14,7 %.
71,63 „ Fett = 88,7 %.	9,17 „ Fett = 11,3 %.

Leider konnten die Versuche nicht längere Zeit hindurch fortgesetzt werden; bei einem später angestellten Experiment mit derselben Kost traten schon nach der ersten grösseren Milch- und Fleischportion Diarrhöen ein.

Aus den erhaltenen Zahlen geht nun jedenfalls eine ganz bedeutend schlechtere Ausnutzung der Versuchskost hervor. Die vorwiegende Fleischdiät scheint den an derbe mechanische Reizmittel und an eine voluminösere Nahrung gewöhnten Darm rascher zu passiren und eine erheblich geringere Resorption zu finden, als im Darm des an exquisite Fleischnahrung Gewöhnten. Die Entleerung des Koths erfolgte dementsprechend bei dem Institutsdiener bereits nach 2 resp. 3 Tagen.

Ich hatte früher an demselben Diener eine Versuchsreihe angestellt, bei welcher einige Untersuchungen mit dem grossen Respirationsapparat die Hauptsache bildeten; damals analysirte ich selbstverständlich auch Harn und Faeces der Versuchsperson, und die hierbei erhaltenen Zahlen bilden in gewisser Weise eine Ergänzung der oben angeführten Resultate.

Während dieser Versuchsreihe entsprach die Kost nämlich weit mehr den gewöhnlichen Ernährungsverhältnissen des Dieners; sie enthielt zwar immerhin beträchtlich mehr Fleisch als derselbe sonst genoss, aber vor allem wurden grössere Mengen von Vegetabilien und namentlich Brot zugefügt.

Pro Tag wurde gereicht: 50 Grm. condensirte Milch (= 0,64 N), 300 Grm. Fleisch (= 10,2 Grm. N), Brot 450 Grm. (= 5,03 Grm. N),

Käse 50 Grm. (= 1,39 Grm. N), 25 Grm. Reis oder Gries (= 0,24 Grm. N), 60 Grm. Butter und 10 Grm. Fleischextract (= 0,15 Grm. N); im Ganzen 954 Grm. Nahrung, mit 505 Grm. Trockensubstanz, 70 Grm. Fett, 17,65 Grm. N = 114 Grm. Eiweiss und circa 320 Grm. Kohlehydraten.

Diese Nahrung genoss die Versuchsperson an 11 aufeinanderfolgenden Tagen. An 2 Tagen wurden ausserdem grössere Portionen starken Alkohols gegeben (bis 200 Ccm. absol. Alkohol). — Gegen Ende der Versuchsperiode bestand auch hier grosser Widerwillen gegen die Kost und gänzliche Appetitlosigkeit.

Die Abgrenzung des Koths geschah mit Preisselbeeren. Dieselbe ist bei weitem nicht so sicher, wie diejenige durch Milch; namentlich aber ist eine Abtrennung der einzelnen Tagesportionen im Koth völlig unmöglich.

Die erhaltenen Zahlen sind folgende:

Versuchsreihe C.

Versuchstag	Nahrung	Zugehörige Faeces. Versuchstag	Absolute Menge: frisch	trocken	N	N in Procenten der Trockensubstanz	Versuchstag	N im Harn
1.	pro Tag = 17,65 Grm. N	4.	232,0	34,5	2,05	5,9 %	1.	11,02 Grm.
2.		5.	154,8	26,8	1,57	5,9	2.	11,4
3.		6.	307,8	44,3	2,80	6,3	3.	11,62
4.		7.	152,4	21,3	1,26	5,9	4.	11,9
5.		8.	159,0	29,8	1,82	6,1	5.	11,16
6.		9.	268,5	40,1	2,20	5,5	6.	8,4
7.		10.	194,3	30,4	1,82	6,0	7.	12,9
8.		11.	84,5	15,5	0,83	5,4	8.	8,8
9.		12.	404,1	54,8	2,83	5,2	9.	11,69
10.		13.	221,0	25,8	1,62	6,3	10.	13,38
11.		14.	130,5	22,5	1,41	6,3	11.	10,64
Summe: 194,15 Grm. N		Summe:	2208,9	345,8	20,21	5,84 %		122,93

Folglich wurden resorbirt: 173,94 Grm. N = 89,6 %.

Es blieben unverdaut: 20,21 Grm. N = 10,4 %.

Auch in dieser Versuchsreihe ist der Widerwillen und die Appetitlosigkeit, die gegen Ende derselben eintraten, wie es scheint ohne Einfluss auf die Resorptionsgrösse. — Die ganze Nahrung war ungleich N reicher, als die gewöhnlich genossene; daher verblieben circa 50 Grm. N im Körper und das Körpergewicht hob sich dementsprechend von

59730 Grm. am ersten bis 61226 Grm. am 11. Versuchstage. Beachtenswerth ist, dass der *N* dieser Nahrung, obwohl zu einem grösseren Theil in vegetabilischer Form enthalten, dennoch besser ausgenutzt wurde, als der N der fast rein animalischen Nahrung. Nimmt man nach Rubner an, dass der N des Brotes zu etwa 74% resorbirt wird, so würden die 5,27 Grm. im Brot (und Reis) der Versuchskost pro Tag 1,37 Grm. N im Koth geliefert haben, in 11 Tagen demnach 15,1 Grm.; der Rest des im Koth ausgeschiedenen N's, auf den in animalischer Kost genossenen N vertheilt, ergiebt, dass dieser bis auf 4,1% ausgenutzt wurde — eine Zahl, welche der an mir beobachteten sehr nahe kommt.

Rubner macht darauf aufmerksam, dass auch bei Nfreier Kost circa 1 Grm. N im Koth erscheint, der den Rückständen der Verdauungssäfte entstammt. Es ist daher zweifelhaft, wie viel man von dem im Koth gefundenen N nicht-resorbirter Nahrung zuzurechnen hat; bei der stets höchst geringen Nabscheidung nach dem Genuss animalischer Kost ist es sogar wahrscheinlich, dass dieselbe fast vollkommen resorbirt wird. — Auch in der an mir angestellten Versuchsreihe und ebenso bei dem letzterwähnten Versuch scheint eine solche Deutung zulässig. Dagegen ist in der Versuchsreihe B ganz zweifellos ein nicht unerheblicher Bruchtheil des N's der animalischen Kost im Koth wieder zu Tage getreten; der Befund grösserer Fetzen, die sich unter dem Mikroskop als fast intacte Muskelbündel auswiesen, bestätigten hier die entschieden mangelhafte Ausnutzung der Kost.

Da im Allgemeinen die vegetabilische Kost der Resorption noch viel grösseren Widerstand entgegengesetzt, als die animalische, so ist von vorn herein zu erwarten, dass bei dieser auch der Einfluss der Individualität noch viel bedeutender hervortreten wird. Die bisher gemachten Erfahrungen bestätigen durchaus diese Vermuthung; um aber völlig genügende Aufklärung zu verschaffen, müssten womöglich an einer grösseren Anzahl ausgewählter Versuchspersonen zahlreiche Experimente angestellt werden; erst die so erhaltenen Zahlen würden es ermöglichen, die Grenzen festzustellen, innerhalb deren die Resorptionsgrösse einer bestimmten Nahrung schwanken kann, und Durchschnittswerthe gewinnen lassen, nach denen die Normirung einer Kost möglich ist.

Die Ausnutzungsgrösse der Nahrungsmittel ist auch für den Speiseetat einer jeden öffentlichen Anstalt etwas in hohem Grade wichtiges. — Die bisher vielfach angestellten Berechnungen des N und Fettgehalts einer Kost haben durchaus keinen Werth, so lange nicht diese Ausnutzungsgrösse berücksichtigt ist. — Es ist leicht zu zeigen, dass die Mehrzahl der Etats nur scheinbar eine Nmenge liefert, welche den geforderten 105 Grm. verdaulichen, resorbirbaren N's entspricht. —

Namentlich eine reichliche Zugabe vegetabilischer Kost täuscht leicht eine genügende Eiweisszufuhr vor, während in der That die Menge des verwerthbaren N's weit unter der Norm bleibt.

So z. B. besteht die durchschnittliche Kost in den Preuss. Gefangenanstalten[1] etwa in:

			Eiweiss	und darin verdauliches Eiweiss
643	Grm.	Brod	53,4	36,3
99	„	Mehl, Reis etc.	10,0	7,5
106	„	Hülsenfrüchte	25,0	15,0
1000	„	geschälte Kartoffeln	20,0	13,5
154	„	Gemüse	2,2	1,3
28	„	Fleisch	5,9	5,9
0,1	Liter	abgerahmte Milch	4,0	4,0
19	Grm.	Fett	—	—
			120,5	83,5

Die gewöhnliche Friedensportion der deutschen Armee enthält im Durchschnitt:[2]

	750	Grm.	Brot	58,5	35,1
	150	„	Fleisch	25,4	25,4
	90	„	Reis	6,0	4,5
oder	120	„	Graupen	12,0	9,6
oder	230	„	Hülsenfrüchte	57,0	34,2
oder	1500	„	Kartoffeln	30,0	20,0
				90 bis 141	65 bis 94,7
			im Durchschnitt:	111 Grm.	77,5 Grm.

In beiden Etats ist also scheinbar eine reichliche Eiweisszufuhr geboten; in Wirklichkeit aber bleibt die Menge des verdaulichen Eiweisses weit unter der Zahl, die für die tägliche nothwendige Zufuhr bisher festgestellt ist.

Dieser Berechnung sind vorläufig die in Rubner's Arbeit mitgetheilten Zahlen über die Ausnutzungsgrösse zu Grunde gelegt. Bei der grossen Wichtigkeit, welche die Ermittlung recht zahlreicher und genauer Werthe gerade für die Feststellung der Speiseetats in öffentlichen Anstalten hat, ist eine Fortsetzung derartiger Experimente wo-

[1] Etats über Speisung, Bekleidung etc. für die zum Ressort des Ministerium des Innern gehörigen Straf- und Gefangenanstalten. Berlin.

[2] Vgl. Roth und Lex, Militär-Gesundheitspflege. II. Band, p. 580.

möglich mit dem in den Anstalten selbst gegebenen Versuchsmaterial dringend nothwendig und die Basis für eine rationelle Besserung der Beköstigungsnormen. — Es ist mir die Aussicht eröffnet worden, demnächst solche ausgedehntere Versuche ausführen zu können; und hoffe ich daher bald weitere Beiträge zu diesem wichtigen Capitel der Ernährungslehre zu liefern.

Der wesentlichste Grund für die Bevorzugung der Vegetabilien in der Mehrzahl der Speiseetats ist jedenfalls die vermeintliche Billigkeit derselben. Ehe man aber so wie jetzt die Zusammensetzung der Nahrungsmittel kannte und berücksichtigte, war nur die Quantität, die man für einen bestimmten Preis erhielt, dafür massgebend, ob ein Nahrungsmittel als billig oder theuer bezeichnet wurde. — Später lernte man, dass in der gekauften Quantität eines Nahrungsmittels oft nur Wasser oder der für den Körper fast nutzlose Zellstoff in grösserer Menge enthalten ist; dass aber eigentlich nur die nahrhaften, in den Körper übergehenden Stoffe maassgebend für den Preis sein dürften. — Ferner hat die chemische Analyse in allen vegetabilischen Nahrungsmitteln eine sehr grosse Menge von Kohlehydraten nachgewiesen, gegen welche das Eiweiss sehr zurücktritt; sobald man nun den Eiweissbedarf des Körpers zu einem gewissen Theile durch Vegetabilien deckt, so bekommt man stets die genügende Menge von Kohlehydraten mit in Kauf. Diese haben demnach keinen eigentlichen Werth; sie bilden in den meisten Fällen und bei rationeller Eintheilung eine unvermeidliche Gratiszugabe; wollen wir Stärkemehl allein kaufen, so ist es eben nur die Isolirung von den anhängenden Eiweissstoffen etc. und die Reindarstellung, die bezahlt wird. — Danach muss der wahre Werth eines Nahrungsmittels wesentlich geschätzt werden nach dem Gehalt an Eiweiss und Fett; und für eine Vergleichung zwischen animalischen und vegetabilischen Nahrungsmitteln, welche letztere kein Fett enthalten, ist die Eiweissmenge sogar das einzig massgebende.

Nun ist es aber ferner selbstverständlich, dass wiederum nur dasjenige Eiweiss uns ein Nahrungsmittel werthvoll machen kann, welches verdaut und resorbirt wird; der Antheil Eiweiss, der stets ohne in den Körper überzugehen und dort Dienste zu leisten, im Koth ausgeschieden wird, dürfte den Preis absolut nicht beeinflussen. — Sonach würde dasjenige Nahrungsmittel bei einer vergleichenden Zusammenstellung sich als das billigste charakterisiren, welches für ein und denselben Preis die grösste Menge von verdaulichem Eiweiss liefert.

Für die Bestimmung des Marktpreises hat eine solche Vergleichung natürlich wenig Werth. Im freien Verkehr wird die Nachfrage nach einem Nahrungsmittel wesentlich mit bedingt durch Eigenthümlichkeiten des Geschmacks, des Aussehens, der Consistenz etc.; ferner z. B. durch die mehr oder minder grosse Belästigung, die die Magenverdauung durch ein Nahrungsmittel erfährt. Je nachdem die Production dieser Nachfrage entsprechen kann, wird sich der Marktpreis eines Nahrungsmittels hoch oder niedrig stellen. -- Der Nachweis, dass man bei dem Einkauf gewisser Stoffe mehr Eiweiss bekommt als bei anderen, wird auf das Publicum stets von geringem Einfluss sein; es wird nach wie vor in erster Linie das theuer bezahlen, was ihm besonders geschätzte Geschmacksreize u. dergl. verschafft.

Dagegen ist eine Vergleichung des Nährwerths und des Geldwerths der Nahrungsmittel von der grössten Bedeutung für solche öffentliche Anstalten, in denen auf eine Befriedigung der Geschmacksgelüste weit weniger Rücksicht genommen zu werden braucht, als auf eine zureichende, den Körperbestand erhaltende, und dabei möglichst billige Ernährung.

Es liegen bereits mehrere derartige Preisvergleichungen vor;[1] doch ist bisher auf 2 Momente nicht gebührend Rücksicht genommen; einmal ist die mangelhafte Verdaulichkeit des vegetabilischen Eiweisses nicht genügend in Anschlag gebracht; und zweitens sind den Berechnungen die Marktpreise zu Grunde gelegt, nicht aber die en gros-Preise, die in derartigen öffentlichen Anstalten stets für Nahrungsmittel gezahlt werden. Letztere weichen sehr erheblich von den üblichen Marktpreisen ab; zum Beleg führe ich hier nur einige Beispiele an. Die Columne I enthält die Preise, die in 2 Leipziger Versorgungs- und Pflegeanstalten gezahlt werden; Columne II enthält die Preise, die durchschnittlich Seitens der Truppentheile der deutschen Armee an die Lieferanten gezahlt werden; ich habe dieselben direct verschiedenen Menagebüchern entnommen; die so erhaltenen Zahlen stimmen ausserdem fast durchweg überein mit dem in der „Instruction für die Verwaltung des Menagefonds“ gegebenen Schema einer Preisnotirung.

Diese Preise, die natürlich in verschiedenen Gegenden und Städten sich anders stellen werden, so dass die angeführten nur als ein kleiner Beitrag zu einer derartigen Preisstatistik gelten können, sind dann zu vergleichen mit dem Gehalt der Nahrungsmittel an verdaulichem Eiweiss. Ich gebe im Folgenden eine solche Zusammenstellung, in der die Zahlen für die Bestandtheile der Nahrungsmittel der Tabelle von Voit in seinem Aufsatz „über die Kost in öffentlichen Anstalten“[2] entnommen

[1] S. namentlich die oben citirte Arbeit von J. Koenig.

[2] Zeitschr. f. Biologie, XII, 1.

Preise en gros eingekaufter Nahrungsmittel. (1876.)

		I. Durchschnitt aus den im Leipziger Armenhaus und Georgenhaus gezahlten Preisen:		II. Aus den Menagebüchern verschiedener Truppentheile zusammengestellte Preise:	
Rindfleisch	pro 1 Kilo . .	110	Pfennige	90	Pfennige
Schweinefleisch	„ „ . .	130	„	100	„
Kalbfleisch	„ „ . .	100	„	—	„
Sülzewurst	„ „ . .	80	„	—	„
Speck	„ „ . .	120	„	130	„
Erbsen	„ „ . .	28	„	22	„
Linsen	„ „ . .	36	„	24	„
Bohnen	„ „ . .	28	„	26	„
Kartoffeln	„ „ . .	6	„	5	„
Reis	„ „ . .	32	„	36	„
Mehl	„ „ . .	29	„	36	„
Graupen	„ „ . .	40	„	30	„
Nudeln	„ „ . .	55	„	—	„
Brot	„ „ . .	26	„	22	„
Milch	„ „ . .	—	„	10	„
Eier	„ „ (= 20 St.)	—	„	100	„
Käse, mager	„ „ . .	62	„	—	„

Nahrungsmittel:	Eiweiss in 100 Grm. feuchter Substanz:	Von 100 Grm. Eiweiss sind verdaulich:	In 1000 Grm. feuchter Substanz ist verdauliches Eiweiss	1000 Grm. feuchte Substanz kosten:	Für 100 Pfennige erhält man: Nahrung:		und darin verdauliches Eiweiss:
	Grm.	Grm.	Grm.	Pf.			
Rindfleisch .	21,9	97,0	212	100	1000 Grm.	Ochsenfleisch	212 Grm.
Eier . . .	14,1	97,0	137	100	1000 „	Eier	137 „
Milch . . .	4,1	93,0	38	10	10000 „	Milch	380 „
Magerer Käse	43,0	96,0	413	62	1613 „	Käse	666 „
Erbsen . .	22,5	60,0	135	22	4545 „	Erbsen	614 „
Bohnen . .	24,5	60,0	147	26	3847 „	Bohnen	565 „
Mehl . . .	11,0	80,0	88	36	2778 „	Mehl	244 „
Roggenbrot .	8,3	68,0	56	22	4545 „	Roggenbrot	255 „
Weissbrot .	9,6	78,0	75	36 (?)	2778 „	Weissbrot	208 „
Reis . . .	7,5	75,0	56	36	2778 „	Reis	155 „
Nudeln . .	11,0	83,0	91	56	20000 „	Kartoffeln	280 „
Graupen . .	10,0	80,0	80	30	20000 „	Rüben	180 „
Kartoffeln .	2,0	68,0	14	5	1786 „	Nudeln	162 „
Rüben . .	1,5	60,0	9	5 (?)	3333 „	Graupen	267 „

sind, diejenigen über die Ausnutzungsgrösse der Eiweissstoffe der mehrerwähnten Arbeit Rubner's[1].

Es stellt sich danach heraus, dass die Zuführung der Bedarfmenge an Eiweiss am billigsten gelingen wird mit Käse; danach mit Hülsenfrüchten; dann mit Milch (namentlich abgerahmter); dann mit Kartoffeln; es folgen Mehl und Brot; dann aber tritt Ochsenfleisch noch vor Weissbrod, Nudeln, Reis u. dgl. Gemüse.

Während man früher die Ernährung mit Fleisch für eine ganz exquisit kostspielige gehalten hat, zeigt sich somit, dass dieselbe durchaus nicht erheblich theuerer ist, als die Ernährung mit Brot, aber sogar billiger, als die Ernährung mit manchen Mehlspeisen und den meisten Gemüsen, mit Nudeln, Reis etc.

Zwei wichtige Momente kommen noch hinzu, die zu Gunsten der Fleischnahrung sprechen. Einmal ist für die Vegetabilien eine verhältnissmässig sehr hohe Resorptionsgrösse der obigen Berechnung zu Grunde gelegt; werden Vegetabilien in grosser Menge und nahezu ausschliesslich genossen, so ist die Verwerthung, die sie im Körper finden, vermuthlich eine weit geringere. So fand Hofmann bei den Insassen der Gefangenanstalt von Waldheim nur eine Resorptionsgrösse der ausschliesslich pflanzlichen Kost von 53 %; eine ähnliche Zahl lieferte mir die Untersuchung der Kost im Armenhaus und im Georgenhaus in Leipzig. Danach ist es sehr wahrscheinlich, dass ausgedehntere Versuche eine um mindestens 10 % geringere Ausnutzung der vegetabilischen Kost zeigen werden, als bisher beobachtet wurde.

Zweitens aber ist der Preis der Fleischnahrung sehr hoch gegriffen, da derselbe nur durch reines Ochsenfleisch repräsentirt ist. Verschiedene Formen der Zubereitung, namentlich Wurst, ferner in der Nähe von Küsten oder Flüssen die verschiedensten Fische, zeigen meist schon im Marktverkehr einen sehr viel niedrigeren Preis, als en gros für Fleisch gezahlt wird. Derartige animalische Nahrungsmittel würden daher eine ganz vorzüglich billige Deckung des Eiweissbedarfs zulassen.

Es liegt nun aber der Einwand nahe, dass doch immerhin mit der vegetabilischen Nahrung die Zugabe der Kohlehydrate verbunden ist, während für den gleichen Preis im Fleisch gewöhnlich nur das Eiweiss gekauft wird. — Ich habe aber schon darauf aufmerksam gemacht, dass die Kohlehydrate gar kein Werthobject mehr sind, sobald nur ein gewisser Bruchtheil des Eiweissbedarfs mit vegetabilischer Kost gedeckt wird. — Der Bedarf an Kohlehydraten beträgt nach Voit = 500 Grm.; das Verhältniss der gesammten Eiweissstoffe zu den Kohlehydraten ist

---

[1] l. c. p. 194.

etwa wie 1:6; (nur bei den Hülsenfrüchten weniger, nämlich 1:2; dafür aber bei anderen viel höher, so bei der Kartoffel 1:11; Hülsenfrüchte werden meist mit Kartoffeln zusammen gegeben, so dass annähernd jenes Verhältniss bestehen bleibt). Die Nahrungsmittel, die den Bedarf an Kohlehydraten decken, würden somit etwa 80 Grm. Eiweiss enthalten; rechnet man die durchschnittliche Ausnutzung dieses vegetabilischen Eiweisses gleich der des Schwarzbrods zu 68 %, so würden damit 54,4 Grm. verdauliches Eiweiss gedeckt sein. Da der ganze Bedarf 105 Grm. beträgt, so würden noch 51 Grm. zu liefern sein; und bei der Concurrenz um die billigste Deckung dieses Restes würde ein etwaiger Gehalt an Kohlehydraten gar nicht mehr in's Gewicht fallen, im Gegentheil, derselbe würde nachtheilig wirken, da nach Voit's Versuchen grössere Massen von Stärkemehl durch Gährungsproducte eine Reizung des Darms und eine schlechtere Ausnutzung der übrigen Nahrung veranlassen.

Am besten und billigsten würde daher dieser Rest von 51 Grm. Eiweiss durch Käse, Milch, Fleisch zu decken sein.

Wollte man hierzu wiederum Vegetabilien nehmen, so würde man geradezu Luxus treiben. Die einzige Ausnahme machen nur die Hülsenfrüchte, die nächst dem Käse als das billigste Nahrungsmittel gelten müssen. Doch sind dieselben nur in beschränktem Grade zu benutzen, weil sie in vielen Fällen den Magen belästigen und zu Verdauungsstörungen Anlass geben.

Ganz irrationell sind Vegetabilien, wie Nudeln, Reis u. dgl. — Sie sind weit theuerer als Fleisch und würden daher von dem Etat solcher öffentlichen Anstalten um so eher abzusetzen sein, als sie meistens gar nicht mit so besonderer Vorliebe genossen werden.

Nächst den Hülsenfrüchten giebt unter den Vegetabilien die Kartoffel für den billigsten Preis die grösste Menge verdauliches Eiweiss. Sie ist daher für eine billige Ernährung von grosser Bedeutung; und ihre Vorzüge vor anderen Vegetabilien werden noch erhöht durch ihr grosses Volum, mit dem leicht volle Sättigung erzielt wird, durch ihre grosse Beliebtheit und durch die Mannigfaltigkeit ihrer Zubereitungsweisen. — Doch ist selbstverständlich die Verwendung der Kartoffel nur dann zu empfehlen, wenn für ausreichende Eiweisszufuhr, namentlich durch animalische Kost bereits Sorge getragen ist. Die Kartoffel verlangt sogar, falls durch sie allein die Kohlehydrate beschafft werden, eine etwas grössere animalische Eiweisszufuhr, als Mehl und Brot u. dgl., weil sie Eiweiss und Kohlehydrate im Verhältniss von 1:11 enthält und somit die Deckung von 500 Grm. Kohlehydraten keine so starke Eiweisszufuhr mit sich bringen würde, wie bei jenen anderen Vegetabilien. Der grössere

Theil der Kohlehydrate wird aber auch fast immer durch Brod gedeckt; den fehlenden Rest ersetzt dann die Kartoffel billiger und ebenso vollkommen wie jedes andere Gemüse.

Betrachtet man nun unter diesen Gesichtspunkten wiederum die Kost, wie sie z. B. jetzt in den preussischen Gefangenenanstalten und in der Armee verabreicht wird, so ist es klar, dass in derselben die Vegetabilien zu sehr vorherrschen. Dadurch wird ein Missverhältniss zwischen dem gebotenen Eiweiss und den Kohlehydraten hergestellt; Eiweiss wird in erheblich zu geringer Menge gegeben, Kohlehydrate bedeutend zu viel. Nach obigen Auseinandersetzungen würde dies Verhältniss ohne Preiserhöhung sich bessern lassen, wenn man einen grösseren Theil der Nahrung durch animalische Kost ersetzt, und die relativ theueren Gemüse vom Speisezettel streicht. — Beispielsweise werden in der Friedensportion der deutschen Armee gegeben 750 Grm. Brod und 1500 Grm. Kartoffeln; diese enthalten zusammen 659 Grm. Kohlehydrate. Streicht man 150 Grm. Brod und 500 Grm. Kartoffeln, so restiren ungefähr gerade die nöthigen 500 Grm. Kohlehydrate; 150 Grm. Brod enthalten 8,4 Grm., 500 Grm. Kartoffeln 7 Grm. verdauliches Eiweiss; erstere kosten 3,3 Pf., letztere 2,5 Pf., zusammen 5,8 Pf.; für diese 5,8 Pf. kauft man aber beispielsweise 38,6 Grm. verdauliches Eiweiss in Form von Käse; man würde also durch einen derartigen Tausch 23,2 Grm. Eiweiss gewinnen, und damit das Normalmaass an Eiweiss erreichen, ohne die Kohlehydrate unter die Norm herabzudrücken und ohne die Ausgaben zu erhöhen.

Die oben angeführte Gefangenenkost bietet insgesammt 681 Grm. Kohlehydrate; auch hier würde eine Normalnahrung herzustellen sein ohne Preiserhöhung, unter Umständen sogar unter Verminderung der Kosten, durch Einhaltung des oben abgeleiteten Verhältnisses zwischen animalischer und vegetabilischer Kost. —

Nur ist es natürlich nicht möglich, ausser durch Käse, der so extrem billig ist, dessen ausgedehnter Verwendung sich indessen vielleicht Schwierigkeiten entgegenstellen, mehr verdauliches Eiweiss in animalischer Nahrung zu liefern, als jetzt in vegetabilischer Form gereicht wird. Da aber die Menge des verdaulichen Eiweisses, welches die jetzige Kost enthält, bedeutend unter dem Bedarf bleibt, würde demnach ohne Preiserhöhung überhaupt keine erhebliche Vermehrung der Eiweissmenge erfolgen und eine genügende Nahrung nur mit einer bedeutenden Mehrbelastung des Budgets erzielt werden können. — Wir werden jedoch weiterhin sehen, wie sich vielleicht dieses schwierige Dilemma lösen lässt. —

Ein sehr wichtiger Umstand kommt noch hinzu. Die Speiseetats der öffentlichen Anstalten geben fast durchweg, wie Voit bereits mehrfach hervorgehoben hat, beträchtlich zu wenig Fett. Auch in dieser

Beziehung würde durch die reichlichere Verwendung animalischer Kost Abhülfe geschafft werden, da im Käse, in der Milch und im Fleisch stets gewisse Fettmengen enthalten sind.

Es würde mich zu weit führen, wenn ich in's Detail dieser Kostberechnungen eingehen wollte. Dieselben bieten, wenn die dargelegten Gesichtspunkte eingehalten werden, durchaus keine Schwierigkeiten; man kann sie leicht bis zur Aufstellung der Speisczettel für jeden einzelnen Wochentag durchführen, und es zeigt sich auch dann derselbe günstige Effect der eingeschlagenen Berechnungsweise, den ich hier nur an wenigen Beispielen demonstrirt habe. —

Die überreichliche Menge von Vegetabilien in den jetzt gebräuchlichen Kostsätzen wird häufig durch den Hinweis gerechtfertigt, dass es vor Allem darauf ankomme, zu sättigen, dass dazu ein gewisses grosses Volum gehöre, und dass dieses eben nur durch vorwiegende Pflanzenkost geliefert werden könne.

Allerdings ist zweifellos das Volum zu berücksichtigen; ein an Pflanzenkost gewöhntes Individuum hat bei concentrirter animalischer Nahrung ein stetes Hungergefühl; es fragt sich aber, ob die durchschnittliche Lebensweise der arbeitenden Bevölkerung eine solche ist, dass sie jene irrationelle Zusammensetzung der Kost aus Rücksicht auf die Herstellung des gewohnten Volums rechtfertigt.

Aus den Zahlen, die Voit und seine Schüler durch die Untersuchung der Nahrung einiger Arbeiter und durch die Berechnung des Verbrauchs verschiedener Volksküchen erhalten haben, geht hervor, dass eine derartige Gewöhnung an übergrosse Massen von Nahrung nicht vorliegt. — Ich suchte nach einer Bestätigung dieses Ergebnisses für unsere speciellen norddeutschen Verhältnisse durch die Untersuchung der Kost der Volksküchen in Leipzig und Berlin, sowie einiger Mittagsmahlzeiten, die in stark besuchten, billigen Restaurationen Berlin's verabreicht werden. — Diese Erhebungen betreffen zwar nur die Mittagsmahlzeiten; aber man kann leicht auch aus der Kost der öffentlichen Anstalten nur die Mittagsrationen zum Vergleich herausziehen.

Die Zahlen für die Kost der Leipziger Volksküche erhielt ich im Laufe einer grösseren Untersuchungsreihe, die ich im Auftrage des Rathes der Stadt Leipzig an den dortigen Verpflegungs- und Detentionsanstalten vornahm. — Eine der letzteren lieferte den Insassen die Mittagskost aus der in Leipzig bestehenden Volksküche und die Zusammensetzung dieser Nahrung war folgende:

a) Portionen ohne Fleisch.

		frisch	Wasser	Trocken-substanz	Eiweiss	Fett	Kohlen-hydrate
den 14. Juli	Milchreis	750,3	633,8	116,5	12,2	1,12	102,4
„ 15. „	Nudeln	732,0	648,2	83,8	8,12	2,0	73,7
„ 16. „	Petersilienkartoffeln . .	725,5	636,2	89,3	5,75	4,8	78,75
„ 17. „	Reis.	923,0	805,5	114,5	9,23	14,6	90,7
	im Durchschnitt:	782,7	681,0	101,7	8,8	5,6	86,0

b) Portionen mit Fleisch.

		frisch	Wasser	Trocken-substanz	Eiweiss	Fett	Kohlen-hydrate
den 18. Juli	Saure Kartoffeln u. Wurst	876,0	741,0	135,0	21,6	24,3	89,0
„ 19. „	Hirse u. Rindfleisch . .	933,4	815,5	117,9	29,1	10,5	78,4
„ 20. „	Linsen u. Schweinefleisch	1038,0	860,8	177,2	33,9	32,7	110,8
	im Durchschnitt:	949,0	805.7	143,3	28,2	22,5	92,7

Die Analysen der in Berlin verabreichten Kost sind auf pag. 115 zusammengestellt.

Im Durchschnitt stellt sich demnach der Gehalt einer Mittagsmahlzeit an trockener Substanz nur auf 150—250 Grm., in seltenen Fällen, so in der Sonntagskost der Kellerrestaurants, wird diese Zahl überschritten. — Nimmt man daher als die Menge Trockensubstanz, die der Arbeiter in der Hauptmahlzeit des Tages aufzunehmen gewohnt ist, 180 Grm. an, so sind diese enthalten in z. B.

720 Grm. Kartoffeln,
210 „ Hülsenfrüchten,
205 „ Reis oder Mehl.

Diese Quantitäten sind nun in fast sämmtlichen mir bekannten Kostregulativen bedeutend überschritten. Zu einem derartigen Hinausgehen über das Maass der Nahrung, an das der freie Arbeiter gewöhnt ist, liegt aber für die öffentlichen Anstalten nicht der mindeste Grund vor.

Ueberblickt man die im letzten Abschnitt mitgetheilten Zahlen, so muss noch ein Punkt unsere Aufmerksamkeit erregen, nämlich die durchweg sehr geringen Eiweiss- und zum Theil auch Fettmengen, die in diesen

Kost der Berliner Volksküchen.

		Absolute Menge in Gramm.						
		frisch	Wasser	Trocken-substanz	N	Eiweiss	Fett	Kohle-hydrate
d. 15./8. 78.	Gelbe Erbsen u. Kartoffeln	1060,0	831,0	229,0	7,37	47,58	17,06	164,36
	Speck	44,0	11,1	32,9	1,22	7,87	24,0	1,0
	Zusammen	1104,0	842,1	261,9	8,6	55,5	41,0	165,0
d. 16./8. 78.	Kohl u. Kartoffeln . . .	953,0	786,1	184,9	2,3	14,9	12,0	158,0
	Schweinefleisch	114,0	28,9	85,1	3,79	24,5	55,9	4,7
	Zusammen	1067,0	797,0	270,0	6,9	39,4	67,9	162,7
d. 17./8. 78.	Mohrrüben u. Kartoffeln .	1027,0	893,0	134,0	1,8	11,76	15,4	106,8
	Rindfleisch	71,5	11,0	60,5	1,68	10,84	47,9	1,7
	Zusammen	1098,5	904,0	194,5	3,48	22,6	63,3	108,5
d. 18./8. 78.	Saure Kartoffeln	1078,0	866,7	211,3	2,28	14,7	21,1	175,5
	Schweinefleisch	66,0	28,0	38,0	1,63	10,53	27,0	0,47
	Zusammen	1144,0	894,7	249,3	3,91	25,2	48,1	176,0
d. 19./8. 78.	Milchreis	1021,0	895,6	125,4	2,1	13,5	2,5	109,4
	Schmorfleisch	98,5	51,0	47,5	3,74	24,1	15,5	7,9
	Zusammen	1119,5	946,6	172,9	5,84	37,6	18,0	117,3
d. 20./8. 78.	Weisskohl u. Kartoffeln. .	1059,0	926,6	132,3	2,06	13,37	12,8	106,1
	Rindfleisch	87,0	58,3	28,7	3,45	22,2	3,04	3,46
	Zusammen	1146,0	984,9	161,0	5,5	35,57	15,84	109,6
d. 21./8. 78.	Grüne Bohnen	1085,0	930,4	154,6	2,39	15,4	8,8	130,4
	Schweinefleisch	65,0	13,5	51,5	0,76	4,95	44,3	2,25
	Zusammen	1150,0	943,9	206,1	3,15	20,4	53,1	132,6

Mittagessen für 50 Pf. aus Berliner Keller-Restaurants.

		Absolute Menge in Gramm.						
		frisch	Wasser	Trocken-substanz	N	Eiweiss	Fett	Kohle-hydrate
d. 16./8. 78.	Kartoffelsalat	584,0	435,1	148,9	1,4	9,1	38,5	101,3
	Klops (gehacktes Fleisch) .	120,5	68,5	52,0	4,0	25,8	10,76	15,4
	Zusammen	704,5	503,6	201,1	5,4	34,9	49,3	116,7
d. 17./8. 78.	Kohlrabi	1005,0	859,3	145,7	2,07	13,4	26,1	106,2
	Schweinebraten	194,0	125,5	68,5	8,5	54,8	6,4	7,3
	Zusammen	1199,0	964,8	214,2	10,57	68,2	32,5	113,5
d. 18./8. 78.	Nudeln	939,0	772,0	167,0	2,35	15,2	31,0	120,8
(Sonntag)	Roastbeef	193,5	59,0	134,5	8,51	54,9	69,3	10,3
	Zusammen	1132,5	831,0	301,5	10,86	70,1	100,3	131,1

Mittagsmahlzeiten geboten werden. Die Berliner Volksküche liefert noch verhältnissmässig hohe Zahlen. Unter den insgesammt an den Untersuchungstagen gebotenen 236,2 Grm. Eiweiss ist aber der grössere Theil vegetabilisches Eiweiss, nämlich 131,2 Grm.; demnach entfallen auf den Tag höchstens 28 Grm. verdauliches Eiweiss; rechnet man dazu noch 100 Grm. Brot mit 6 Grm. verdaulichem Eiweiss, so erhält also der Arbeiter in der Mittagskost der Volksküche 34 Grm. verdauliches Eiweiss. In Leipzig sinkt dieser Betrag auf im Ganzen höchstens 28 Grm. In den 3 Portionen des Kellerrestaurants finden sich allerdings im Durchschnitt 52 Grm. verdauliches Eiweiss; doch ist hier der Preis auch ein relativ hoher und ausserdem gestattet die kleine Zahl von Analysen keine Verallgemeinerung der gefundenen Resultate.

Die Kohlehydrate können auch in den übrigen Mahlzeiten des Arbeiters reichlich ergänzt werden; aber viel weniger wahrscheinlich ist dies für das Eiweiss und das Fett. Nach Voit's und Forster's Erhebungen geniesst der Arbeiter in der Mittagsmahlzeit etwa 50% des Eiweisses, 61% des Fettes und 32% der Kohlehydrate der gesammten Tagesnahrung. Berechnet man nach diesem Verhältniss die Nahrung der Arbeiter, die ihre Mittagsmahlzeit den Volksküchen entnehmen, so ergiebt sich als Tagesration:

für den Berliner Arbeiter 68 Grm. verdauliches Eiweiss, 72 Grm. Fett und 430 Grm. Kohlehydrate; und darin also eine zureichende Menge von Fett und Kohlehydraten, aber eine Eiweissmenge, die weit unter der Norm bleibt;

für den Leipziger Arbeiter sogar nur 56 Grm. verdauliches Eiweis, 37 Grm. Fett und 290 Grm. Kohlehydrate; also ein erhebliches Minus an sämmtlichen Stoffen, namentlich aber auch hier ein ganz bedeutendes Deficit an Eiweiss. Dabei muss besonders hervorgehoben werden, dass die genannten Volksküchen, und namentlich die Berliner, nicht sowohl dem Proletariat eine Art Almosen bieten, sondern vielmehr der arbeitenden Bevölkerung eine dieser convenirende Kost zum Selbstkostenpreise liefern. — In Berlin werden die Volksküchen täglich von Tausenden von gut gezahlten Arbeitern aus freien Stücken benutzt, und es ist daher wohl gestattet, in der dort gereichten Nahrung einen Typus der Kost der arbeitenden Bevölkerung zu sehen.

Jene auffallende Differenz könnte zu der Vermuthung führen, dass die Vertheilung der Nahrung auf die einzelnen Mahlzeiten in Norddeutschland vielleicht eine andere sei; und dass die dortigen Arbeiter durch reichlichere Morgen- und Abendmahlzeiten sich für das körperliche Mittagsmahl entschädigten. — Auch das scheint nun aber nicht der Fall zu sein; ich habe schon oben erwähnt, dass z. B. der Institutsdiener in

Leipzig bei seiner gewohnten Kost, so oft ich seinen Harn untersuchte, nur 9—10 Grm. N ausschied, entsprechend einem Verbrauch von 52—65 Grm. Eiweiss. Derselbe befand sich dabei vollkommen wohl und war so leistungsfähig, als man es in dortiger Gegend erwartet. Als er aber in der Versuchsreihe C eine Kost erhielt, die dem Normalsatz von 105 Grm. Eiweiss ungefähr entspricht, setzte er erhebliche Mengen Körpersubstanz an. — Einzelne andere Personen in Leipzig, ferner auch 2 Arbeiter in Berlin lieferten mir ebenfalls nur 8—11 Grm. N in der 24stündigen Harnmenge.

Alle diese Zahlen müssen zu der Vermuthung führen, dass die Forderung von 105 Grm. verdaulichem Eiweiss pro Tag nicht als eben zureichende Nahrung für den Arbeiter gewöhnlichen Schlages aufzufassen ist, sondern als Kost des kräftigen und besonders leistungsfähigen Arbeiters. Namentlich für die im Ganzen schwächlicheren Constitutionen, wie sie in Sachsen vorherrschen und überhaupt für den mit gewohnter Langsamkeit und Energielosigkeit arbeitenden Handwerker wird ein viel niedrigerer Normalsatz ausreichend sein. Für kräftigere Körper und für den regeren Stoffumsatz, der den selbstthätigen, energischen Arbeiter charakterisirt, wird dagegen die Forderung von 105 Grm. Eiweiss zu Recht bestehen.

Viele der öffentlichen Anstalten, so namentlich die Gefängnisse, haben aber jedenfalls nur die Pflicht, diejenige durchaus nöthige Nahrung den Insassen zu gewähren, die den Körperbestand unterhält; und da es sich dabei niemals um ein angestrengtes Arbeiten handelt, wird man auch dort mit geringeren Kostsätzen auskommen können. Vom hygienischen Standpunkt aus würde es am rationellsten sein, wenn man die Individualität der Versorgten berücksichtigte, robusteren Constitutionen mehr, anderen weniger Nahrung gäbe. Ein solches Verfahren stösst vielleicht auf zu grosse administrative Schwierigkeiten; jedenfalls aber wird es nicht nöthig sein, den gesammten Kostsatz aus Rücksicht für einzelne Individuen besonders hoch zu greifen.

Geht man nun mit der Forderung für verdauliches Eiweiss pro Tag auf etwa 85 Grm. herunter, so würde es dadurch ermöglicht werden, noch durchgreifender, ohne die geringste Preiserhöhung, die Kost umzugestalten; die Vegetabilien einzuschränken, mehr animalische Kost zu bieten, dementsprechend aber auch Consistenz und Geschmack der Kost zu bessern und grössere Abwechslung herbeizuführen.

Nach den bis jetzt vorliegenden Berichten sind es gerade diese äusseren Eigenschaften, die weichliche Consistenz, der fade Geschmack und die stete Wiederholung, durch welche die jetzige Kost so rasch den Gefangenen verleidet wird, durch die bald Ekel und Widerwillen, Verdauungsstörungen, und schliesslich eine solche Abneigung gegen die Speisen hervorgerufen wird, dass das gebotene Quantum bei weitem nicht verzehrt werden kann und in Folge dessen natürlich auch die Erscheinungen mangelhafter Ernährung allmählich zu Tage treten.

Es würde gewiss weit eher in dieser Beziehung eine entsprechende Besserung der Kost vorgenommen werden, wenn nicht vor allen Dingen die Reformvorschläge eine so bedeutende Vermehrung der Eiweisszufuhr betonen müssten. Es ist unmöglich, dieser Forderung nachzukommen, ohne den Preis der Nahrung wesentlich zu erhöhen; und selbstverständlich liegt darin ein fast unübersteigliches Hinderniss.

Geht man dagegen mit der Forderung für die tägliche Eiweisszufuhr ungefähr auf die Menge herab, bei der sich die grosse Masse unserer Arbeiter zu erhalten scheint, so lassen sich Vorschläge machen, die ohne Preiserhöhung eine Besserung der Kost erzielen und dann gewiss eher auf Erfolg rechnen dürfen. — Vorläufig fehlen allerdings noch zu definitiven Propositionen in dieser Richtung 2 wichtige Zahlen, die möglichst genau gekannt sein müssen. Einmal ist durch vielfache Analysen die Nmenge zu ermitteln, die der Arbeiter unter den verschiedensten Verhältnissen bei seiner gewöhnlichen Kost ausscheidet.

Zweitens ist die Ausnutzungsgrösse der Eiweissstoffe in verschiedenen Nahrungsmitteln durch ausgedehntere Versuchsreihen festzustellen.

Zu der Lösung dieser Fragen kann der Einzelne nur ergänzende Beiträge liefern, die aber in ihrer Gesammtheit schliesslich jene Sicherheit der Resultate bieten werden, welche die Wichtigkeit einer Kenntniss der in öffentlichen Anstalten zu reichenden Normalkost erheischt.

Die Resultate der im Laufe vorstehender Untersuchungen von mir ausgeführten Analysen von Nahrungsmitteln stelle ich hierunter tabellarisch zusammen. Die unter der Rubrik „Kohlehydrate“ aufgeführte Zahl ist durch Subtraction der Summe von Fett und Eiweiss von der Gesammt-Trockensubstanz gewonnen und schliesst also Asche, Extractivstoffe etc. ein. Die Eiweissmengen sind durch Multiplication der Werthe für N mit 6,45 berechnet. — Die Fleischanalysen betreffen meist solche Portionen, die im Gemüse enthalten und nicht vollständig von diesem zu trennen waren; daher der zuweilen auftretende stärkere Gehalt an Kohlehydraten. —

Kostanalysen.

1) Kost im Johannishospital zu Leipzig.

	In 100 Grm. feuchter Substanz waren enthalten:					In 100 Grm. trockener Substanz waren enthalten:			
	Wasser	N	Eiweiss	Fett	Kohlehydrate	N	Eiweiss	Fett	Kohlehydrate
Rindfleisch	61,8	4,6	28,8	7,0	2,3	12,08	75,5	18,4	6,0
Schweinefleisch	44,7	3,87	24,2	29,5	2,5	6,99	43,75	53,4	2,9
Knackwurst	26,4	2,65	16,6	50,0	7,0	3,6	22,5	67,95	9,5
Schweinsbraten	53,5	5,02	31,4	13,2	1,9	10,8	67,5	28,4	4,1
Bratwurst	44,3	2,73	17,04	31,8	6,9	4,9	30,6	57,1	12,3
Blutwurst	20,0	2,26	14,13	60,2	5,7	2,825	17,66	75,2	7,1
Semmelsuppe mit Graupen	91,09	0,195	1,219	1,09	6,6	2,19	13,68	12,20	74,1
Graupensuppe mit Petersilie	89,89	0,207	1,29	1,13	7,7	2,05	12,8	11,15	76,0
Griessuppe u. saure Kartoffeln	84,8	0,18	1,11	2,45	11,7	1,17	7,31	16,1	76,6
Sagosuppe und Staudensalat	90,47	0,139	0,867	4,19	4,5	1,456	9,1	44,0	46,9
Abendsuppe I	93,23	0,114	0,713	1,08	5,0	1,68	10,52	16,0	73,5
Abendsuppe II	95,25	0,103	0,644	1,4	2,7	2,17	13,56	29,7	56,7
Graubrod	30,0	0,85	5,33	0,56	64,1	1,22	7,62	0,8	91,6
Weissbrod (Semmel)	28,2	1,33	8,31	0,5	63,0	1,85	11,56	0,7	87,7

2) Kost im Georgenhaus zu Leipzig.

	In 100 Grm. feuchter Substanz waren enthalten:					In 100 Grm. trockener Substanz waren enthalten:			
	Wasser	N	Eiweiss	Fett	Kohlehydrate	N	Eiweiss	Fett	Kohlehydrate
Milchreis, Gemüse	84,5	0,234	1,64	0,15	13,7	1,64	10,57	0,97	88,5
Nudeln, Gemüse	88,55	0,172	1,11	0,27	10,1	1,5	9,67	2,36	88,0
Petersilie und Kartoffeln	87,7	0,12	0,77	0,66	10,9	1,0	6,45	5,4	88,2
Reis, Gemüse	87,6	0,155	1,0	1,59	9,8	1,25	8,06	12,9	79,0
Saure Kartoffeln mit Sülzenwurst	84,6	0,38	2,46	2,77	10,2	2,48	16,0	18,0	66,0
Hirse	88,8	0,255	1,65	0,53	9,0	2,28	14,7	4,7	80,6
Linsen	85,4	0,51	2,62	0,77	11,2	2,8	18,0	5,3	76,7
Rindfleisch	71,4	3,03	19,54	7,84	1,3	10,6	68,5	27,4	4,1
Schweinefleisch	40,0	2,2	14,3	44,3	1,4	3,7	23,8	73,8	2,4
Mehlsuppe I	91,0	0,13	0,81	0,32	8,0	1,4	9,0	3,6	87,4
Mehlsuppe II	85,1	0,19	1,23	0,12	13,5	1,28	8,25	0,8	91,0
Mehlsuppe III	84,9	0,145	0,94	0,14	13,9	1,6	10,3	1,54	86,2
Mehlsuppe IV	90,9	—	—	—	7,9	—	—	—	—
Käse	44,7	6,47	41,7	2,53	10,1	11,7	75,4	4,57	20,0
Graubrod	34,0	1,14	7,36	—	58,6	1,73	11,15	—	88,8
Schwarzbrod	40,0	0,89	5,73	—	54,3	1,48	9,55	—	90,0

3) Kost im Armenhaus zu Leipzig.

	In 100 Grm. feuchter Substanz waren enthalten:					In 100 Grm. trockener Substanz waren enthalten:			
	Wasser	N	Eiweiss	Fett	Kohle-hydrate	N	Eiweiss	Fett	Kohle-hydrate
Spinat, Gemüse	88,5	0,195	1,215	2,1	8,18	1,69	10,56	18,23	71,21
Weisse Bohnen, Gemüse	78,4	0,63	3,96	1,615	16,02	2,93	18,31	7,48	74,21
Gries, Gemüse	87,27	0,17	1,06	1,6	10,06	1,34	8,37	12,67	78,96
Reis, Gemüse	86,75	0,143	0,893	1,325	11,03	1,22	7,62	14,9	77,5
Rindfleisch (Fett abgeschnitt.)	57,8	5,01	31,3	8,95	1,95	11,87	74,2	21,2	4,6
Mehlsuppe	89,25	0,145	0,906	1,63	8,21	1,35	8,44	15,15	76,41
Bohnensuppe	84,6	0,38	2,37	1,54	11,5	2,46	15,37	10,0	74,63
Griessuppe	89,7	0,124	0,77	1,93	7,6	1,20	7,5	18,75	73,75
Reissuppe	88,75	0,137	0,855	1,68	8,72	1,22	7,62	14,9	77,5
Graubrod	32,5	1,17	7,56	0,17	59,77	1,74	11,2	0,25	88,55
Weissbrod mit Butter	33,3	0,97	6,06	6,07	54,6	1,45	9,06	9,1	81,9
Käse	48,2	4,99	32,2	3,68	15,93	9,63	62,1	7,1	30,8
Vorräthe: Mehl	11,63	1,85	11,93	1,22	75,3	2,1	13,5	1,38	85,1
„ Gries	12,6	1,59	10,25	0,99	76,2	1,82	11,7	1,14	87,2
„ Nudeln	17,0	1,36	8,77	0,41	73,8	1,64	10,58	0,5	89,0

4) Kost in den Berliner Volksküchen.

	In 100 Grm. feuchter Substanz waren enthalten:					In 100 Grm. trockener Substanz waren enthalten:			
	Wasser	N	Eiweiss	Fett	Kohle-hydrate	N	Eiweiss	Fett	Kohle-hydrate
Gelbe Erbsen und Kartoffeln	78,4	0,695	4,48	1,6	15,5	3,22	20,76	7,45	71,8
Kohl und Kartoffel	80,6	0,24	1,55	1,26	16,6	1,25	8,0	6,5	85,5
Mohrrüben und Kartoffel	86,9	0,178	1,15	1,51	10,4	1,36	8,77	11,5	80,7
Saure Kartoffel	80,4	0,212	1,37	1,96	16,3	1,08	6,96	10,0	83,0
Milchreis	87,7	0,21	1,35	2,46	8,5	1,7	11,0	2,0	87,0
Weisskohl und Kartoffel	87,5	0,195	1,26	1,41	10,0	1,56	10,1	9,7	80,2
Grüne Bohnen	85,75	0,22	1,43	0,88	12,0	1,55	10,0	5,7	84,3
Speck	25,3	2,77	17,9	54,5	2,3	3,7	23,9	72,7	3,4
Schweinefleisch I.	25,4	3,32	21,4	49,0	4,2	4,4	28,7	65,7	5,6
Rindfleisch I.	15,4	2,35	15,2	67,0	2,4	2,78	17,9	80,0	2,1
Schweinefleisch II.	42,5	2,47	15,9	40,9	0,7	4,3	27,6	71,7	1,3
Schmorfleisch	51,8	3,85	24,9	15,7	7,6	8,0	51,6	32,6	15,8
Rindfleisch II.	67,0	5,16	33,3	4,56	4,14	12,0	77,4	10,6	12,0
Schweinefleisch III.	20,8	1,19	7,7	68,1	3,4	1,5	9,7	86,0	4,3

5) Mittagessen für 50 Pfennige (Berlin).

	Wasser	N	Eiweiss	Fett	Kohle-hydrate	N	Eiweiss	Fett	Kohle-hydrate
Kartoffelsalat	74,5	0,24	1,55	6,58	17,4	0,94	6,06	25,8	68,1
Kohlrabi	85,5	0,206	1,33	2,61	10,5	1,42	9,2	18,0	72,8
Nudeln	82,2	0,25	1,6	3,33	12,9	1,41	9,1	18,6	72,3
Klops	56,9	3,32	21,4	8,92	12,8	7,7	48,2	20,7	31,1
Schweinebraten	64,7	4,37	28,3	3,18	3,8	12,4	80,3	9,0	10,7
Roastbeaf	30,5	4,38	28,3	35,8	5,5	6,3	40,66	51,5	7,8

Wandtemperaturen i.
Vergleich bestrahlter

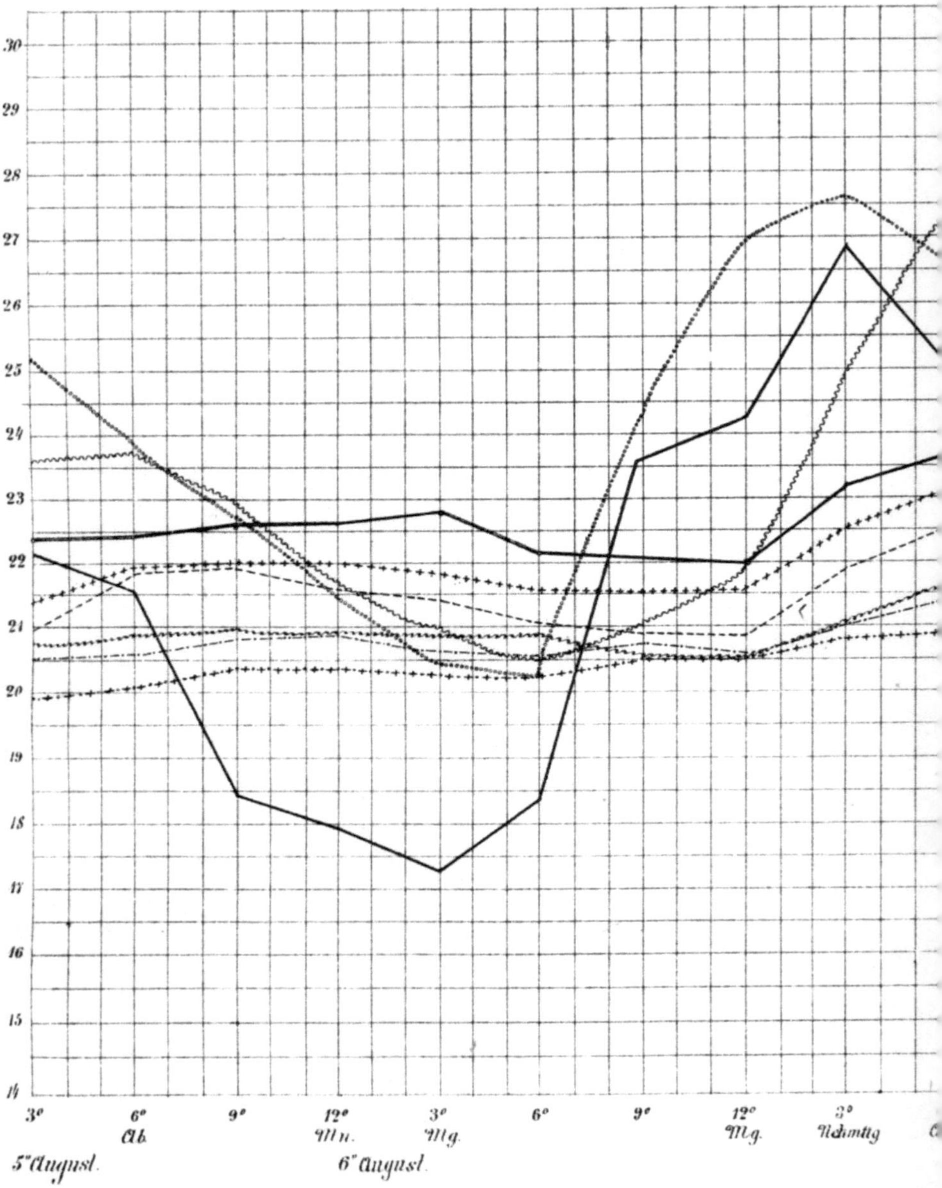

Flügge, Beiträge

Verlag Veit u. Comp

Taf. I.

…kerstrasse 132–133.
…bestrahlter Wände.

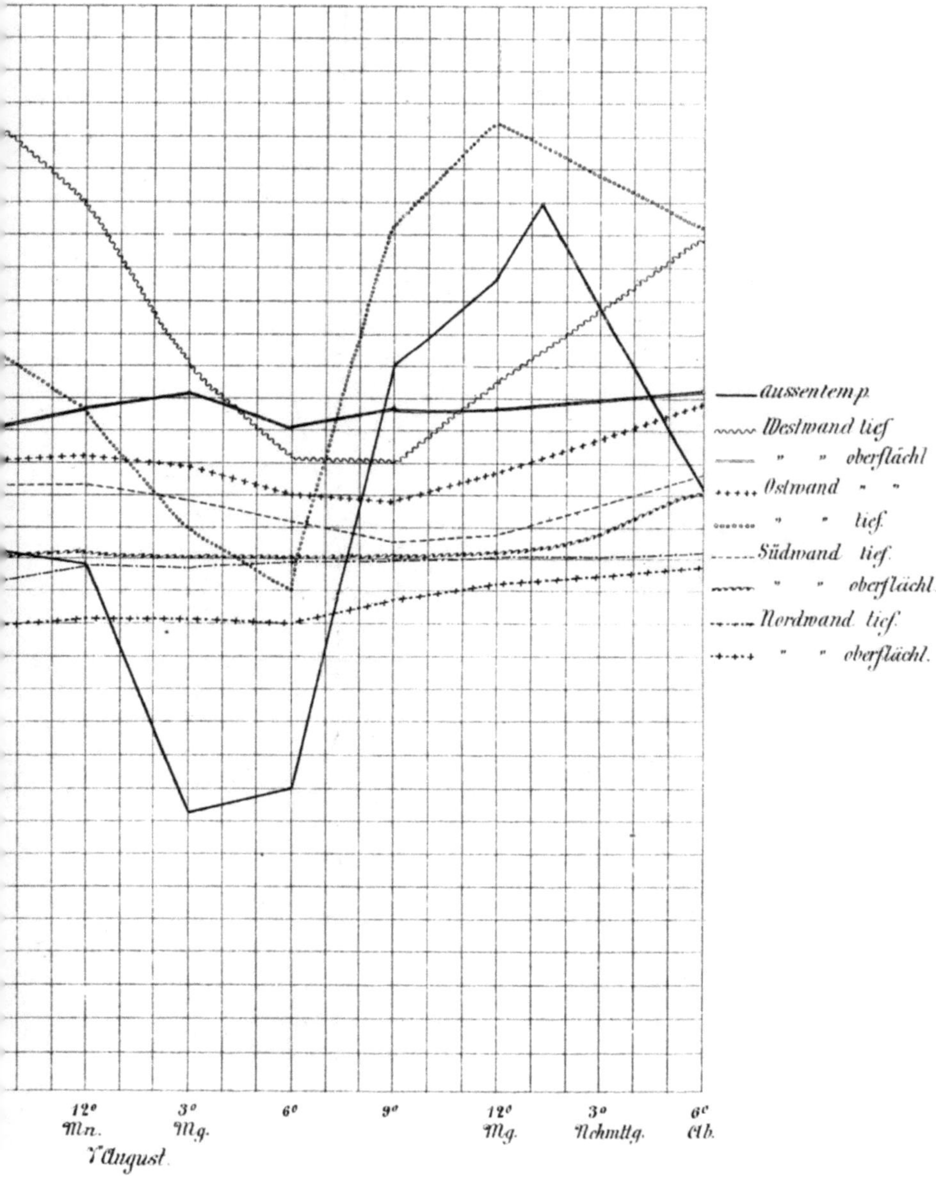

Lith. Anst. v. E. A. Funke, L…

Wandtemperature
Vergleich

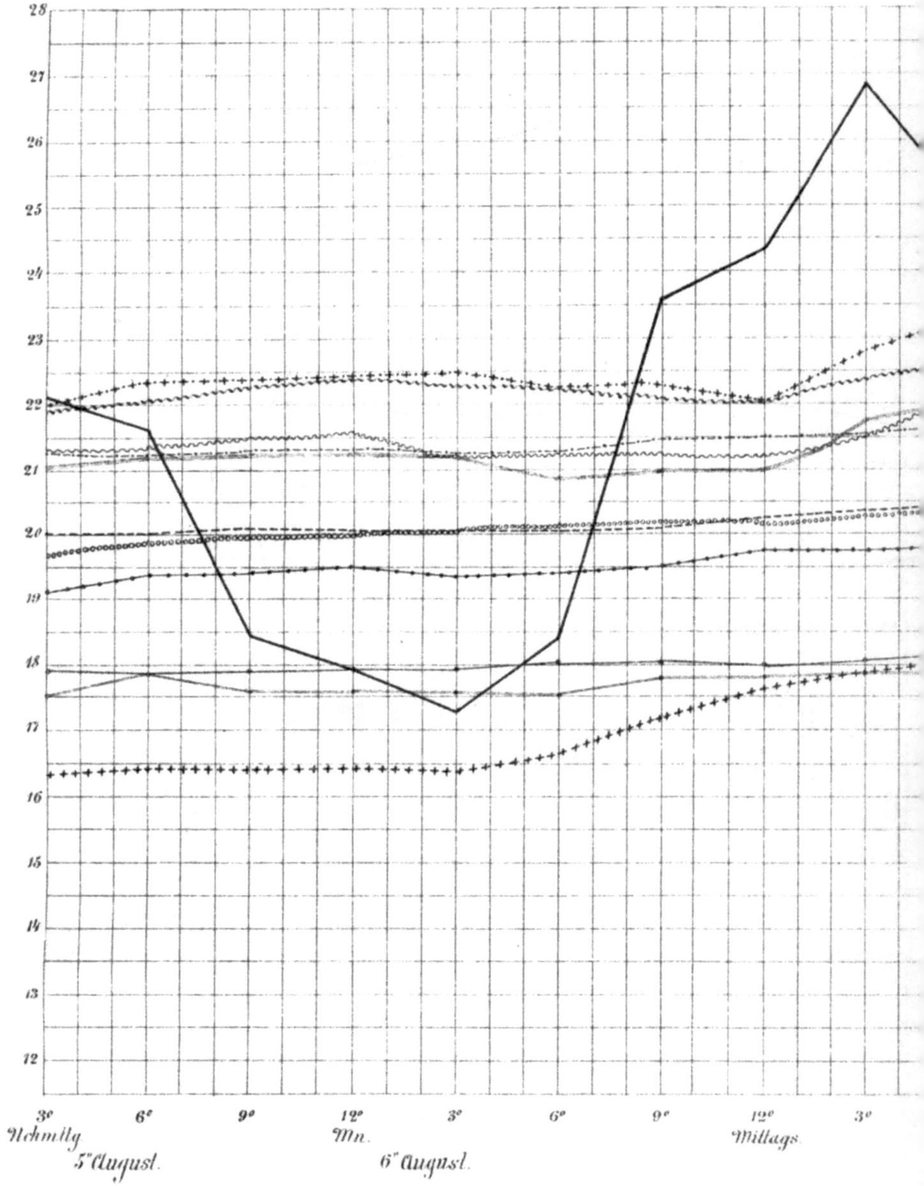

…Ackerstrasse 132/133.
…ener Etagen.

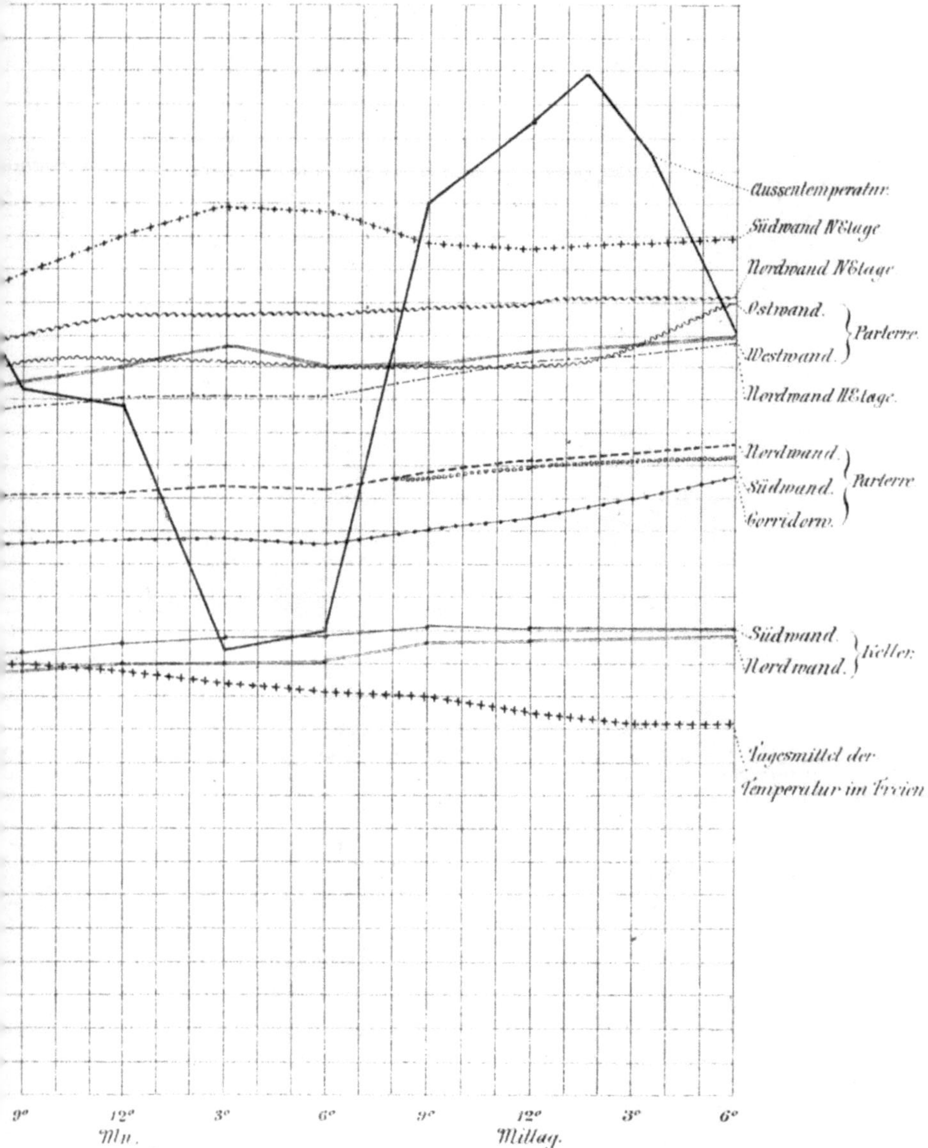

Lith. Anst. v. E. A. Funke, Leipzig.

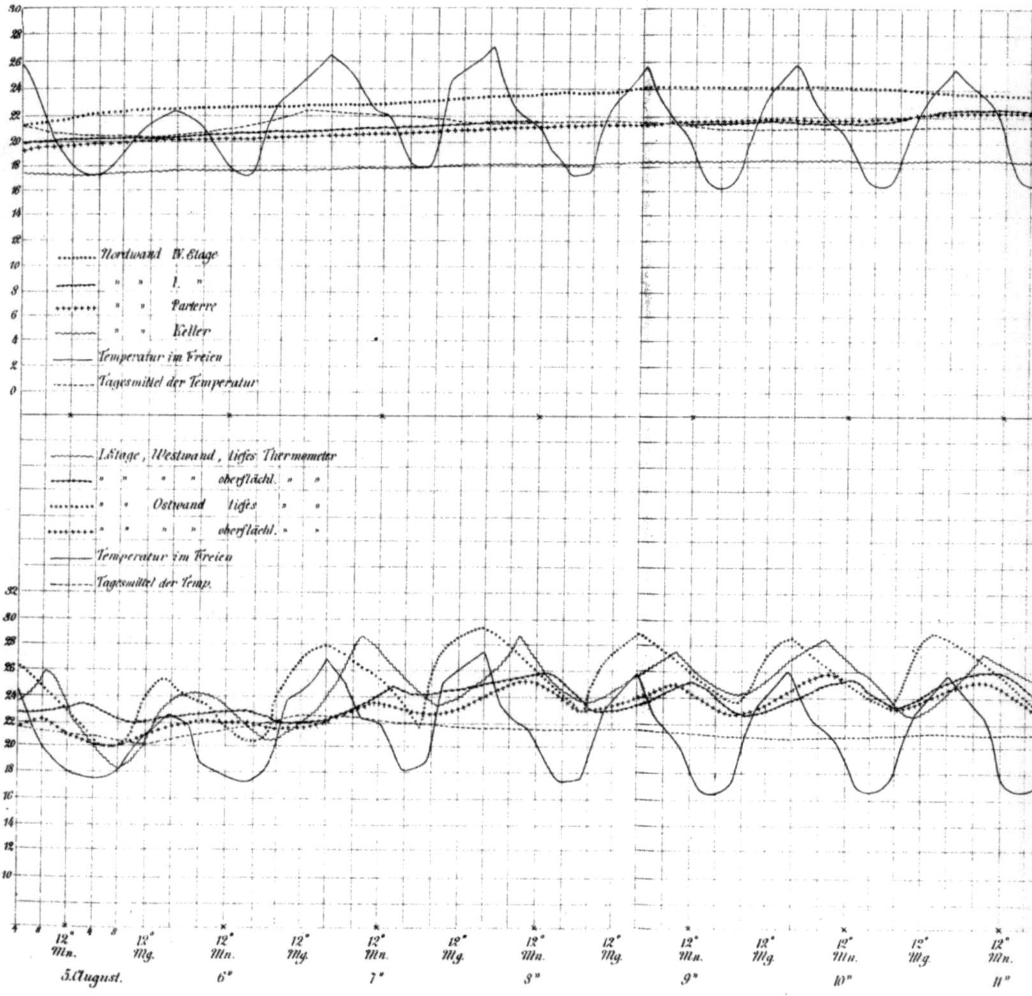

Nordwand IV. Etage
" " I. "
" " Parterre
" " Keller
Temperatur im Freien
Tagesmittel der Temperatur
I. Etage, Westwand, tiefes Thermometer
" " " " oberflächl. " "
" " Ostwand tiefes " "
" " " " oberflächl. " "
Temperatur im Freien
Tagesmittel der Temp.
12h Mn. 12h Mg. 12h Mn. 12h Mg. 12h Mn. 12h Mg. 12h Mn. 12h Mg. 12h Mn. 12h Mg. 12h Mn. 12h Mg. 12h Mn.
5. August. 6" 7" 8" 9" 10" 11"

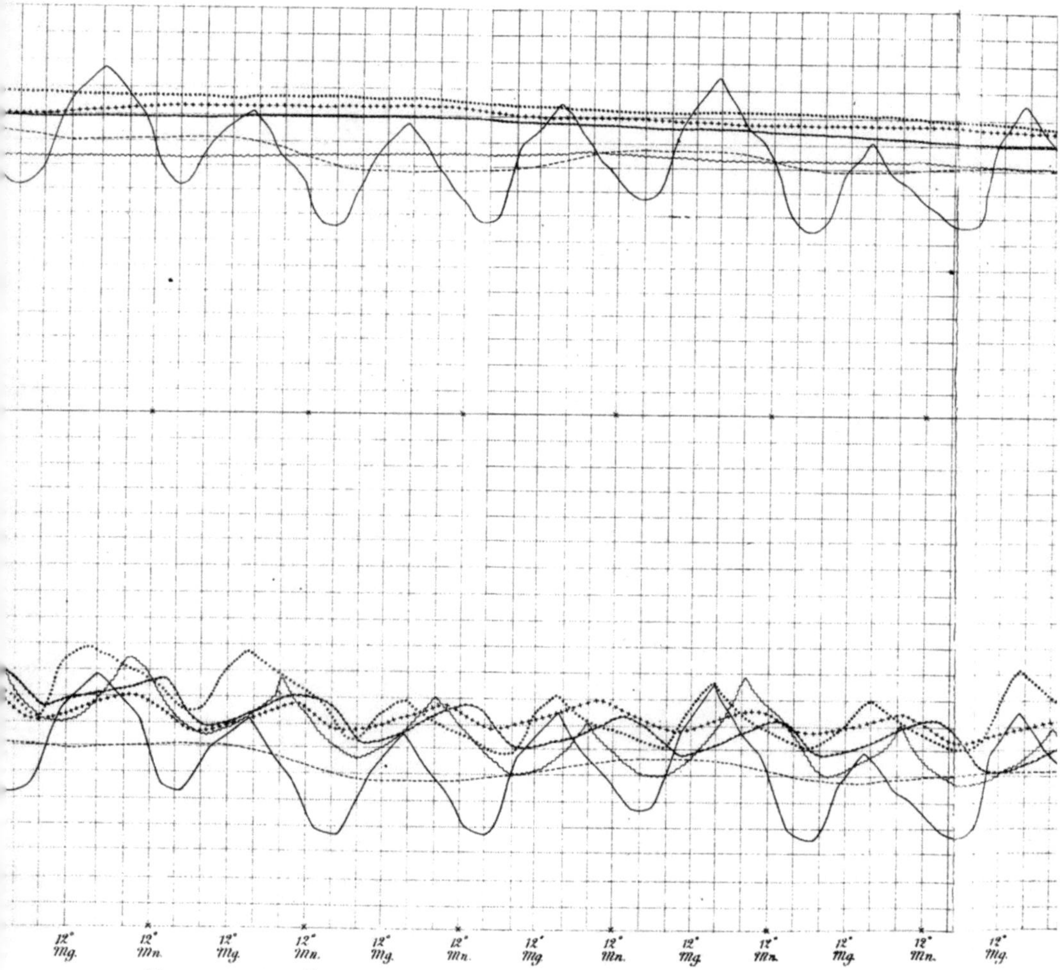
12h Mg.
12h Mn.
13"
12h Mg.
12h Mn.
14"
12h Mg.
12h Mn.
15"
12h Mg.
12h Mn.
16"
12h Mg.
12h Mn.
17"
12h Mg.
12h Mn.
18"
12h Mg.

omp., Leipzig.

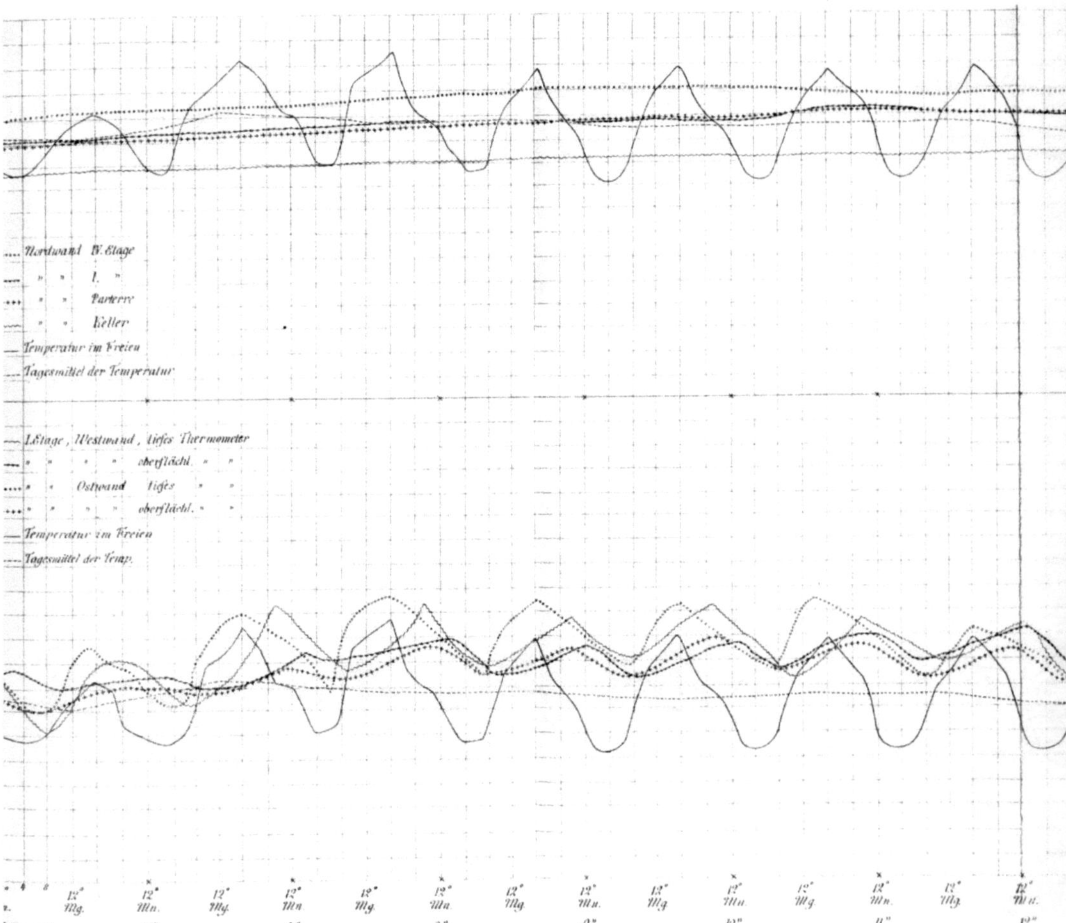

eiträge.

Verlag Veit u. Comp.

Taf. III.

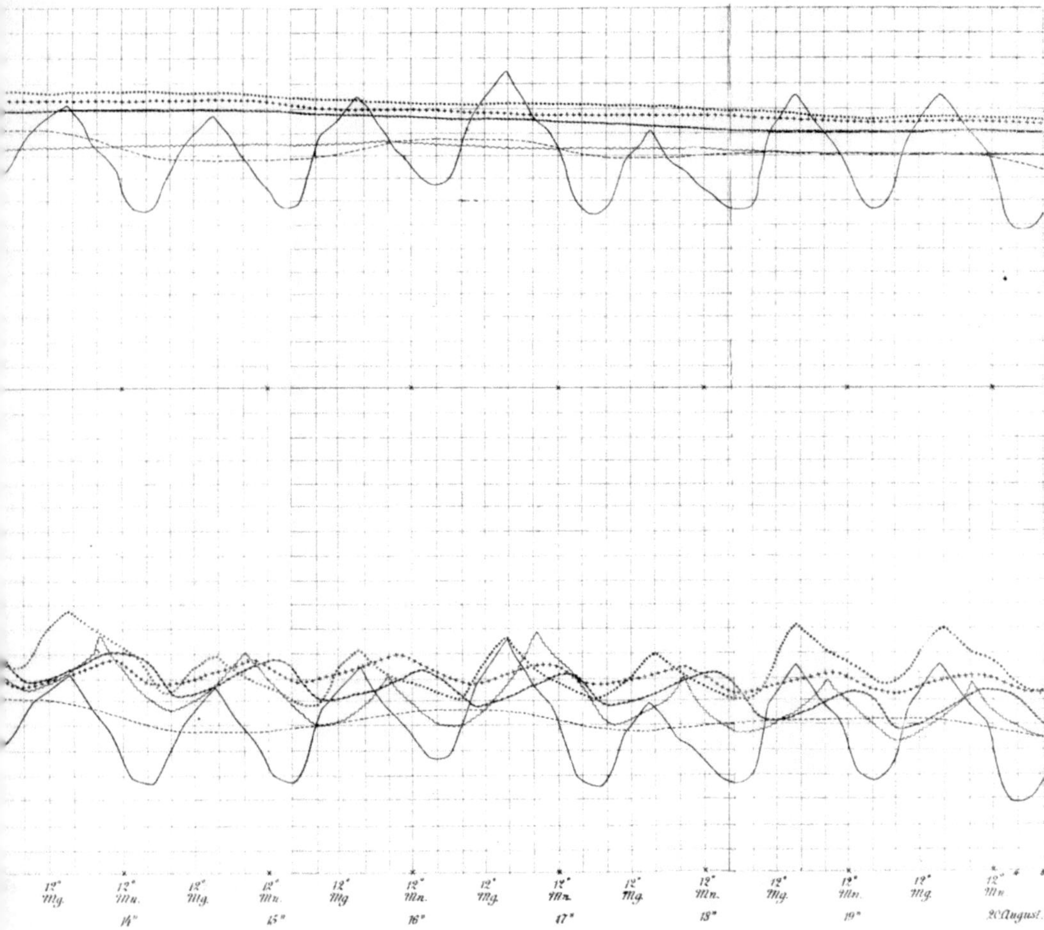

Lith. Anst. v. E. A. Funke, Leipzig.

Ventilation im Hofzimmer

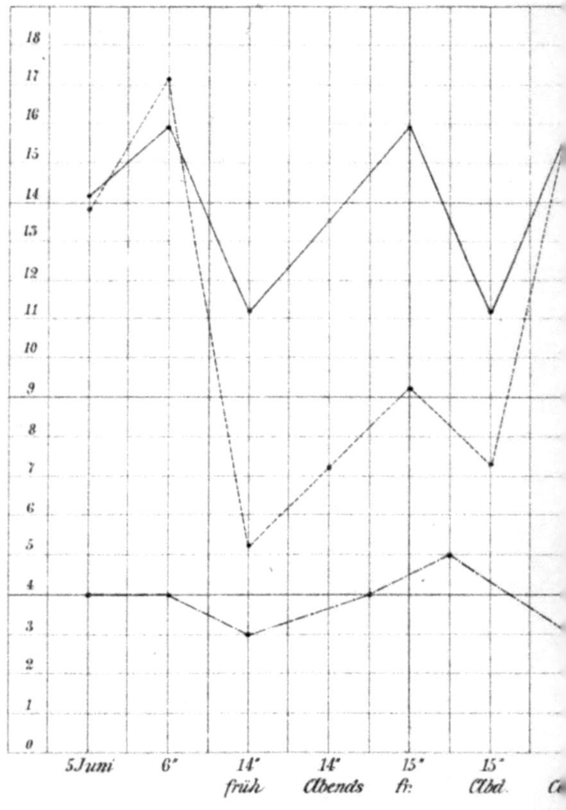

Verlag Veit u. Comp., L

Taf. IV.

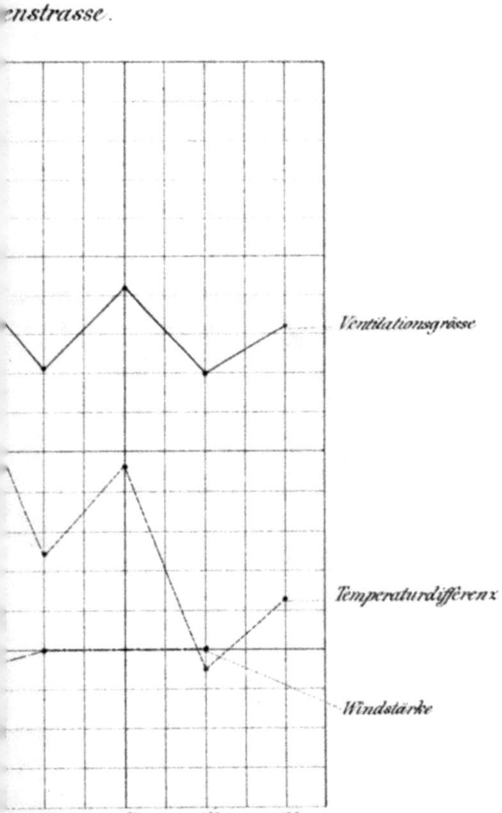

Lith. Anst. v. E. A. Funke, Leipzig.

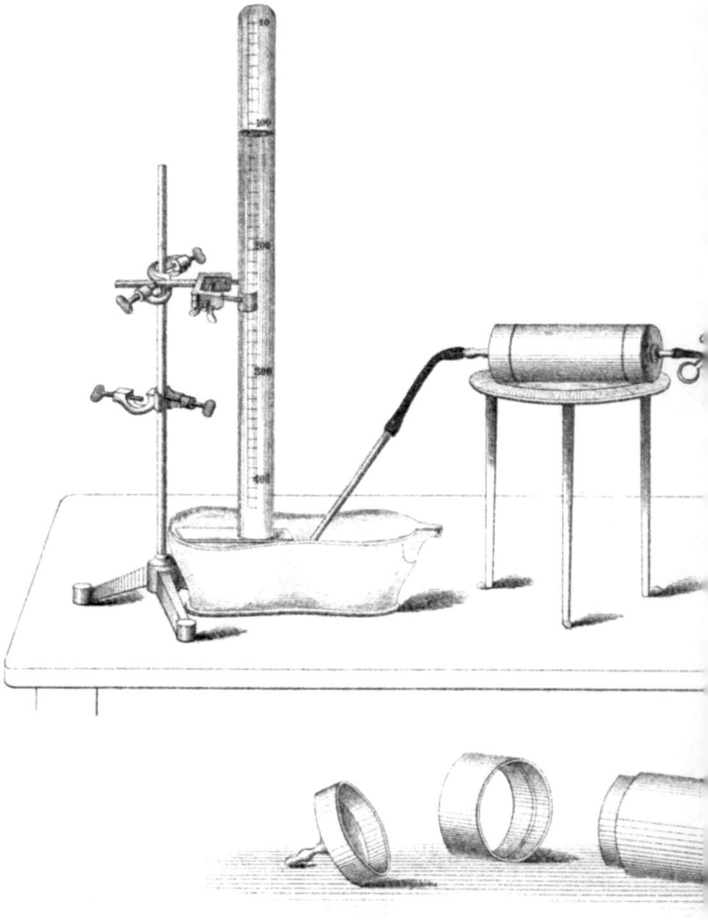

Flügge, Beiträge.

Taf. V. (zu pag. 62)

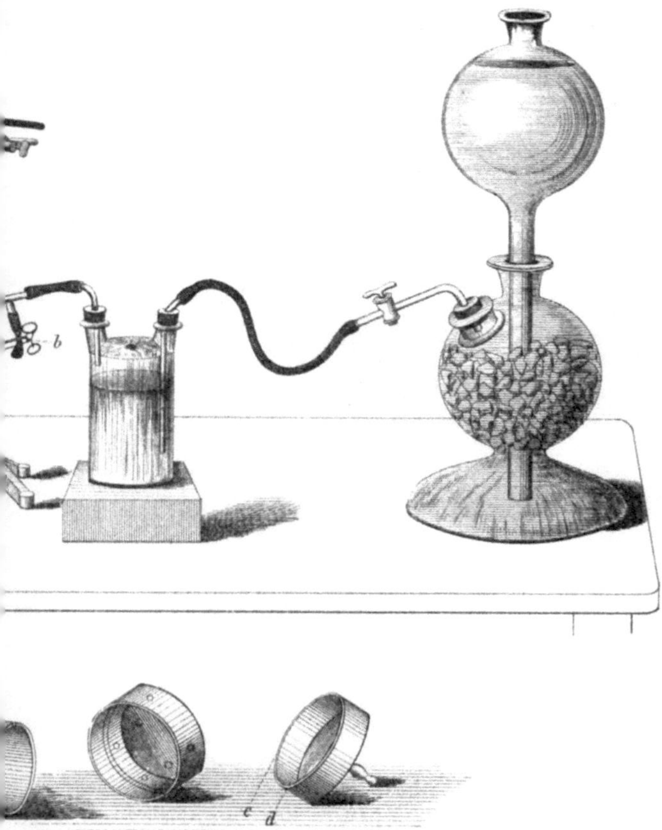

p., Leipzig.

Lith. Anst. v. E. A. Funke, Leipzig.

Druck von Metzger & Wittig in Leipzig.